La Cuisine Paléo

Une Aventure Gourmande vers une Alimentation Saine et Naturelle

Camille Rousseau

Contenu

Filet de poitrine de dinde farci au pesto et salade de roquette 8
Poitrine de dinde épicée avec sauce BBQ aux cerises 10
Filet de dinde imbibé de vin 12
Poitrine de dinde poêlée aux échalotes et scampis 15
Cuisses de dinde rôties aux légumes 17
Bagel de dinde aux fines herbes avec sauce tomate à l'oignon et une tranche de chou grillé 19
Turquie 21
Bouillon d'os de poulet 23
Saumon Harris bleu 26
saumon 26
à Harris 26
Graines de tournesol aux épices 26
salade 27
Salade de coeurs d'artichauts grillés au saumon 30
Saumon au piment grillé rapide avec salsa de tomates vertes 32
saumon 32
salsa de tomates vertes 32
Saumon grillé et asperges en papillote sauce citron-noisettes 35
Saumon assaisonné avec sauce aux pommes et aux champignons 37
Sole en papillote julienne aux légumes 40
Galettes de poisson au pesto de roquette avec crème glacée au citron fumé 42
Base avec croûte d'amande 44
Cabillaud et courgettes grillés avec sauce épicée à la mangue 47
Ragoût de cabillaud au Riesling et tomates farcies au pesto 49
La morue est saupoudrée de pistaches enveloppées de patate douce écrasée 51
Cabillaud mandarine au romarin et brocoli grillé 53
Salade de curry de cabillaud aux radis marinés 55
Cabillaud grillé au citron et à l'aneth 57
Vivaneau rouge avec rémoulade et tomates à la cajun et gombo 59
Pavé de Thon à l'Estragon et Aïlo Beurre-Citron 62
Bande de tajine basse 65

Saumon avec sauce aux crevettes à l'ail avec sofrito de brocoli 67
Soupe aux fruits de mer 69
Ceviche de crevettes classique 71
Salade de crevettes aux épinards à l'eau de coco 74
Ceviche de crevettes tropicales et pétoncles 76
Crevettes jamaïcaines à l'huile d'avocat 78
Crevettes Scampi aux Épinards et Radis 79
Salade de crabe à l'avocat, pamplemousse et haricots 81
Soupe cajun de queue de homard à l'aïlo à l'estragon 83
Moules au four à l'aïol de curcuma 85
pommes de terre au radis jaune 85
Aïoli au safran 85
Garçon 85
Noix de Saint-Jacques poêlées à la betterave 88
Pétoncles grillés avec salsa de concombre et aneth 91
Pétoncles frits avec sauce tomate, huile d'olive et herbes 94
Pétoncles et sauce 94
salade 94
Chou-fleur grillé à l'aneth et aux oignons 96
Sauce épaisse aux aubergines avec courge spaghetti 98
Champignons farcis aux portobellos 100
Radicchio Rôti 102
Aneth grillé au vinaigre d'orange 103
Chou de Milan façon Punjabi 106
Citrouille au four à la cannelle 108
Asperges au four avec œufs pochés et noix de pécan 109
Feuilles de laitue avec radis, mangue et menthe 111
Rouleau de chou grillé à l'aneth et au citron 112
Chou frit aux pois chiches orange-balsamique 113
Chou braisé à la crème d'aneth et noix grillées 114
Feuilles de moutarde frites au sésame grillé 116
Côtes levées fumées avec sauce à la moutarde aux pommes 117
côtes 117
sauce 117
Côtes levées style campagnard BBQ à l'ananas frais 120

Goulasch de porc épicé 122

Goulache 122

Chou 122

Boulettes de saucisses italiennes marinara avec aneth et oignons hachés 124

Boulettes de viande 124

Marina 124

Bateau de potiron rempli de porc au basilic et aux pignons de pin 127

Un bol de "nouilles" au curry de porc et d'ananas avec du lait de coco et des légumes verts 129

Côtes levées grillées épicées avec salade de concombre épicée 131

Pizza à la croûte de courgettes avec sauce aux tomates séchées, poivrons et salami 133

Jarret d'agneau fumé à la coriandre citronnée avec asperges grillées 136

Agneau fondu 139

Ragoût d'agneau aux nouilles de céleri 141

Côtelette d'agneau française avec sauce à la grenade 143

Sauce chili 143

côtelette d'agneau 143

Côtelettes d'agneau chimichurri avec salade de radis rôtis 145

Anchois panés et côtelettes d'agneau avec sauce carotte-patates douces 147

Côte d'agneau aux échalotes, menthe et origan 149

Agneau 149

salade 149

Sandwich à l'agneau farci du jardin au poivron rouge 152

Coulis de piment rouge 152

Hamburgers 152

Double agneau origan sauce tzatziki 155

brochette d'agneau 155

Sauce tzatziki 155

Poulet grillé au safran et citron 157

Brochettes de poulet au caillé de haricots 159

Poulet 159

salade de chou 159

Poulet frit avec vodka, carotte et ketchup 162

Poulet Rôti et Frites de Rutabaga 164

Coq au Vin trois champignons à la purée de ciboulette au Rutabaga	166
Cuisses glacées à l'eau-de-vie de pêche	169
glaçage à l'eau-de-vie de pêche	169
Salade de mangue, melon, poulet, piment	171
Poulet	171
salade	171
Pieds de poulet tandoori avec lanières de concombre	174
Poulet	174
concombre rayé	174
Ragoût de poulet au curry avec légumes, asperges et pomme verte à la menthe	176
Salade Paillard de poulet grillé aux framboises, betteraves et amandes grillées	178
Poitrine de poulet farcie au brocoli avec sauce tomate fraîche et salade César	181
Shawarma de poulet grillé avec légumes épicés et sauce aux pignons de pin	184
Poitrine de poulet frite aux champignons, chou-fleur, ail écrasé et asperges grillées	186
Soupe de poulet thaï	188
Poulet grillé au basilic citronné et salade	190
Poulet aux oignons, cresson et radis	193
Poulet tikka masala	195
Cuisses de poulet Ras el Hanout	198
Cuisses de poulet Adobo avec gloire du matin braisée aux carambles	200
Tacos au poulet poblano avec mayonnaise chipotle	202
Ragoût de poulet aux bok choys et aux carottes	204
Rouleau de salade de poulet avec sauce aux noix de cajou et poudre de chili	206
Poulet vietnamien à la noix de coco et à la citronnelle	208
Poulet grillé et salade de pommes	211
Soupe de poulet toscane aux lanières de chou	213
larves de poulet	215
Burger de poulet sauce noix de cajou Szechwan	217
Sauce aux noix de cajou du Sichuan	217
Dinde emballée	219
Poulets de Cornouailles espagnols	221
Poules de Cornouailles grillées aux pistaches avec roquette, abricots et aneth	223

FILET DE POITRINE DE DINDE FARCI AU PESTO ET SALADE DE ROQUETTE

PREPARATION:30 minutes Cuisson : 1 heure 30 minutes Repos : 20 minutes Préparation : 6 portions

C'EST POUR LES AMATEURS DE VIANDE BLANCHELA - POITRINE DE DINDE AVEC UNE CROUTE CROUSTILLANTE, FARCIE DE TOMATES SECHEES AU SOLEIL, DE BASILIC ET D'EPICES MEDITERRANEENNES. LES RESTES FONT UN EXCELLENT DEJEUNER.

- 1 tasse de tomates séchées au soleil (sans huile)
- 1 poitrine de dinde désossée de 4 livres avec peau
- 3 cuillères à café d'épices méditerranéennes (voir recette)
- 1 tasse de feuilles de basilic frais légèrement tassées
- 1 cuillère à soupe d'huile d'olive
- bébé roquette 8 oz
- 3 grosses tomates, coupées en deux et tranchées
- ¼ tasse d'huile d'olive
- 2 cuillères à soupe de vinaigre de vin rouge
- Poivres noirs
- 1½ tasse de basilic (voir recette)

1. Préchauffer le four à 375°F. Versez suffisamment d'eau bouillante dans un petit bol pour recouvrir les tomates séchées au soleil. Laisser reposer 5 minutes; égoutter et couper en petits morceaux.

2. Placer la poitrine de dinde, côté peau vers le bas, sur un grand morceau de pellicule plastique. Placez une autre couche de film alimentaire sur la dinde. À l'aide du côté plat d'un maillet à viande, martelez doucement la poitrine jusqu'à une épaisseur d'environ ¾ de pouce. Retirez le

couvercle en plastique. Saupoudrer la viande avec 1½ cuillères à café d'assaisonnement méditerranéen. Mettez les tomates et les feuilles de basilic sur le dessus. Pliez délicatement la poitrine de dinde en laissant la peau extérieure intacte. Fixez le gril dans quatre à six positions avec du fil de cuisine 100 % coton. Arroser d'1 cuillère à soupe d'huile d'olive. Saupoudrer les 1½ cuillères à café restantes d'assaisonnement méditerranéen sur le plat allant au four.

3. Placer le rôti sur la grille dans un plat peu profond, côté peau vers le haut. Cuire à découvert pendant une heure et demie ou jusqu'à ce qu'un thermomètre à lecture instantanée inséré près du centre indique 165 ° F et que la croûte soit dorée et croustillante. Retirer la dinde du four. Couvrir lâchement de papier d'aluminium; Laisser reposer 20 minutes avant de trancher.

4. Pour la salade de roquette, mélanger la roquette, les tomates, ¼ tasse d'huile d'olive, le vinaigre et le poivre au goût dans un grand bol. Retirer la ficelle du rôti. Couper la dinde en fines tranches. Servi avec sauce roquette et basilic.

POITRINE DE DINDE EPICEE AVEC SAUCE BBQ AUX CERISES

PREPARATION:15 minutes Cuisson : 1 heure 15 minutes Repos : 45 minutes Préparation : 6-8 portions

C'EST UNE BONNE RECETTESERVEZ UNE FOULE AU GRIL D'ARRIERE-COUR SI VOUS VOULEZ FAIRE QUELQUE CHOSE DE DIFFERENT AVEC VOS HAMBURGERS. SERVIR AVEC UNE SALADE FRAICHE, COMME UNE SALADE DE BROCOLI CROQUANT (VOIR<u>RECETTE</u>) OU SALADE DE CHOUX DE BRUXELLES HACHES (VOIR<u>RECETTE</u>).

- 1 poitrine de dinde avec os de 4 à 5 kg
- 3 cuillères à soupe d'épices fumées (voir<u>recette</u>)
- 2 cuillères à soupe de jus de citron frais
- 3 cuillères à soupe d'huile d'olive
- 1 verre de vin blanc sec type Sauvignon Blanc
- 1 tasse de cerises Bing fraîches ou surgelées non sucrées, dénoyautées et hachées
- ⅓ tasse d'eau
- 1 tasse de sauce BBQ (voir<u>recette</u>)

1. Laissez la poitrine de dinde à température ambiante pendant 30 minutes. Préchauffer le four à 325°F. Placer la poitrine de dinde, côté peau vers le haut, sur une grille à pâtisserie.

2. Dans un petit bol, mélanger les épices fumées, le jus de citron et l'huile d'olive en une pâte. Retirez la peau de la pulpe; Étalez délicatement la moitié du mélange sous la viande. Appliquer le mélange restant uniformément sur la peau. Verser le vin au fond du plat allant au four.

3. Cuire au four pendant une heure et demie à une heure et demie, ou jusqu'à ce que la croûte soit dorée et qu'un thermomètre inséré au centre du plat de cuisson (ne touchez pas l'os) indique 170°F lorsque vous faites pivoter la cuisson feuille à mi-parcours. temps de cuisson. Laisser reposer 15-30 minutes avant de graver.

4. Pendant ce temps, pour la sauce BBQ aux cerises, combiner les cerises et l'eau dans une casserole moyenne. Bouilloire; hypothermie. Laisser mijoter 5 minutes. Incorporer la sauce barbecue; laisser mijoter 5 minutes. Servir chaud ou à température ambiante avec la dinde.

FILET DE DINDE IMBIBE DE VIN

PREPARATION:30 minutes cuisson : 35 minutes Préparation : 4 portions

FAIRE UNE DINDE POELEELA COMBINAISON DE VIN, DE TOMATES ROMAINES EN DES, DE BOUILLON DE POULET, D'HERBES FRAICHES ET DE PIMENTS ROUGES BROYES CREE UNE SAVEUR MERVEILLEUSE. SERVEZ CE PLAT SEMBLABLE A UN RAGOUT DANS DES BOLS PEU PROFONDS AVEC DE GRANDES CUILLERES POUR QUE CHAQUE BOUCHEE SE TRANSFORME EN UN DELICIEUX BOUILLON.

- 2 filets de dinde de 8 à 12 oz, coupés en morceaux de 1 po
- 2 cuillères à soupe d'assaisonnement pour volaille non salé
- 2 cuillères à soupe d'huile d'olive
- 6 gousses d'ail, hachées (1 cuillère à soupe)
- 1 tasse d'oignon haché
- ½ tasse de céleri haché
- 6 tomates Roma, épépinées et hachées (environ 3 tasses)
- ½ tasse de vin blanc sec, comme du sauvignon blanc
- ½ tasse de bouillon d'os de poulet (voir recette) ou bouillon de poulet non salé
- ½ cuillère à café de romarin frais haché
- ¼ de cuillère à café de piment rouge broyé
- ½ tasse de feuilles de basilic frais hachées
- ½ tasse de persil frais haché

1. Placer les morceaux de dinde dans un grand bol avec l'assaisonnement pour volaille. Faites chauffer 1 cuillère à soupe d'huile d'olive dans une grande poêle antiadhésive à feu moyen. Faites frire chaque lot de dinde dans l'huile chaude jusqu'à ce qu'elle soit dorée de tous les côtés. (La dinde n'a pas besoin d'être cuite.) Transférer dans une assiette et garder au chaud.

2. Ajouter la cuillère à soupe d'huile d'olive restante dans la poêle. Augmenter le feu à moyen-vif. Ajouter l'ail; Cuire et remuer pendant 1 minute. Ajouter l'oignon et le céleri; Porter à ébullition et remuer pendant 5 minutes. Ajouter la dinde et le jus de la poêle, les tomates, le vin, le bouillon d'os de poulet, les feuilles de romarin et le piment rouge broyé. Réduire le feu à moyen-doux. Couvrir et cuire 20 minutes en remuant de temps en temps. Ajouter le basilic et le persil. Couvrir et cuire encore 5 minutes ou jusqu'à ce que la dinde ne soit plus rose.

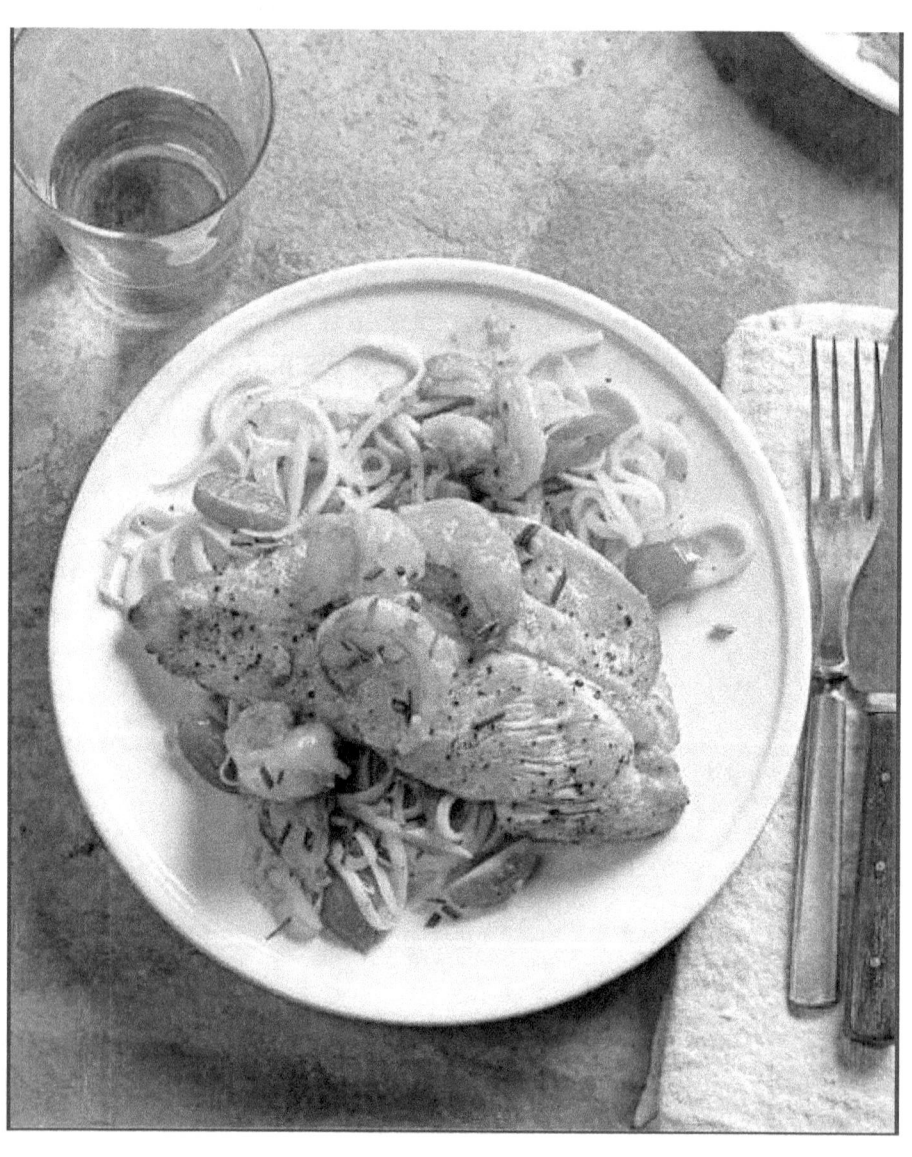

POITRINE DE DINDE POELEE AUX ECHALOTES ET SCAMPIS

PREPARATION:30 minutes cuisson : 15 minutes Préparation : 4 portionsIMAGE

COUPER LE FILET DE DINDEHORIZONTALEMENT AUSSI UNIFORMEMENT QUE POSSIBLE, APPUYEZ DOUCEMENT AVEC LA PAUME DE LA MAIN TOUT EN COUPANT LA VIANDE AVEC UNE FORCE UNIFORME.

- ¼ tasse d'huile d'olive
- 2 poitrines de dinde de 8 à 12 oz, coupées en deux horizontalement
- ¼ cuillère à café de poivre noir fraîchement moulu
- 3 cuillères à soupe d'huile d'olive
- 4 gousses d'ail, hachées
- 8 onces de crevettes moyennes, décortiquées et déveinées, la queue enlevée et coupées en deux dans le sens de la longueur
- ¼ tasse de vin blanc sec, bouillon d'os de poulet (voirrecette) ou bouillon de poulet non salé
- 2 cuillères à soupe de ciboulette fraîche hachée
- ½ cuillère à café de zeste de citron haché
- 1 cuillère à café de jus de citron frais
- Nouilles à la citrouille et aux tomates (voirrecette, ci-dessous) (facultatif)

1. Faites chauffer 1 cuillère à soupe d'huile d'olive dans une très grande casserole à feu moyen à élevé. Ajouter la dinde dans la poêle; saupoudrer de poivre. Réduire le feu à moyen. Cuire au four de 12 à 15 minutes ou jusqu'à ce qu'il ne soit plus rose et que l'eau soit claire (165 °F), en tournant pendant la cuisson. Retirer la dinde de la poêle. Couvrir de papier d'aluminium pour garder au chaud.

2. Pour la sauce, faites chauffer 3 cuillères à soupe d'huile dans la même poêle à feu moyen. Ajouter l'ail; Cuire 30

secondes. Ajouter les crevettes pour remuer; Cuire et remuer pendant 1 minute. Incorporer le vin, la ciboulette et le zeste de citron; Cuire et remuer pendant 1 minute de plus ou jusqu'à ce que les crevettes soient opaques. évacuation de la chaleur ; mélangé avec du jus de citron. Verser la sauce sur les morceaux de dinde. Servir avec des nouilles à la citrouille et aux tomates, si désiré.

Nouilles aux courgettes et tomates : Coupez 2 courgettes jaunes en lanières à l'aide d'une mandoline ou d'un épluche-julienne. Faites chauffer 1 cuillère à soupe d'huile d'olive extra vierge dans une grande poêle à feu moyen. Ajouter les lanières de citrouille; bouillir pendant 2 minutes. Ajouter 1 tasse de tomates en quartiers et ¼ de cuillère à thé de poivre noir fraîchement moulu; Cuire encore 2 minutes ou jusqu'à ce que la courge soit croustillante et juteuse.

CUISSES DE DINDE ROTIES AUX LEGUMES

PREPARATION :30 minutes Cuisson : 1 heure 45 minutes Préparation : 4 portions

C'EST L'UN DES PLATSQUE VOULEZ-VOUS FAIRE PAR UNE FRAICHE APRES-MIDI D'AUTOMNE LORSQUE VOUS AVEZ LE TEMPS DE VOUS PROMENER AUTOUR D'UN POELE BOUILLANT ? SI L'EXERCICE NE VOUS OUVRE PAS L'APPETIT, L'ODEUR AGREABLE LORSQUE VOUS FRANCHISSEZ LA PORTE LE FERA SUREMENT.

- 3 cuillères à soupe d'huile d'olive
- 4 cuisses de dinde 20-24 oz
- ½ cuillère à café de poivre noir fraîchement moulu
- 6 gousses d'ail, pelées et hachées
- 1½ cuillères à café de graines de cumin moulues
- 1 cuillère à café de poivre, haché*
- 1½ tasse de bouillon d'os de poulet (voir recette) ou bouillon de poulet non salé
- 2 brins de romarin frais
- 2 brins de thym frais
- 1 feuille de laurier
- 2 gros oignons, pelés et coupés en 8 tranches
- 6 grosses carottes, pelées et coupées en tranches de 1 pouce
- 2 gros radis, pelés et coupés en cubes de 1 pouce
- 2 betteraves moyennes, pelées et coupées en tranches de 1 pouce**
- 1 céleri, pelé et coupé en morceaux de 1 pouce

1. Préchauffer le four à 350°F. Faire chauffer l'huile d'olive dans une grande poêle à feu moyen jusqu'à ce qu'elle scintille. Ajouter 2 cuisses de dinde. Cuire au four environ 8 minutes ou jusqu'à ce que les cuisses soient dorées, croustillantes de tous les côtés et dorées. Transférer les

cuisses de dinde dans une assiette; Répéter avec les 2 cuisses de dinde restantes. Le bord.

2. Ajouter le poivre, l'ail, le cumin et le poivre dans la poêle. Cuire et remuer à feu moyen pendant 1 à 2 minutes ou jusqu'à ce qu'il soit parfumé. Mélanger le bouillon d'os de poulet, le romarin, le thym et le laurier. Porter à ébullition en remuant pour enlever les flocons bruns du fond de la casserole. Retirer la casserole du feu et réserver.

3. Placez les oignons, les carottes, les radis, le persil et le céleri-rave dans un très grand faitout avec un couvercle hermétique. Ajouter le liquide du moule; jeter le manteau. Presser les cuisses de dinde dans le mélange de légumes. Ferme la couverture.

4. Cuire au four environ 1 h 45 ou jusqu'à ce que les légumes soient tendres et que la dinde soit bien cuite. Servir les cuisses de dinde et les légumes dans un grand bol peu profond. Versez le jus de la poêle dessus.

*Astuce : Hacher le poivre et les graines de cumin, en plaçant les graines sur une planche à découper. Utilisez le côté plat d'un couteau de chef et appliquez une légère pression pour écraser les graines.

**Astuce : Coupez tous les gros morceaux au sommet du navet.

BAGEL DE DINDE AUX FINES HERBES AVEC SAUCE TOMATE A L'OIGNON ET UNE TRANCHE DE CHOU GRILLE

PREPARATION:15 minutes de cuisson : 30 minutes de cuisson : 1 heure 10 minutes d'attente : 5 minutes Préparation : 4 portions

CERTAINEMENT UN PAIN DE VIANDE CLASSIQUE AVEC DU KETCHUPDANS LE MENU PALEO, SI DU KETCHUP (VOIRRECETTE) NE CONTIENT NI SEL NI SUCRE AJOUTES. ICI, LE KETCHUP EST MELANGE AVEC DES OIGNONS CARAMELISES, QUI SONT PLACES SUR LES BOULETTES DE VIANDE AVANT LA FRITURE.

- 1½ kg de dinde hachée
- 2 oeufs, légèrement battus
- ½ tasse de farine d'amande
- ⅓ tasse de persil frais haché
- ¼ tasse d'oignons verts finement tranchés (2)
- 1 cuillère à soupe de sauge fraîche hachée ou 1 cuillère à café de sauge séchée hachée
- 1 cuillère à soupe de thym frais haché ou 1 cuillère à café de thym séché haché
- ¼ cuillère à café de poivre noir
- 2 cuillères à soupe d'huile d'olive
- 2 oignons doux, coupés en deux et tranchés finement
- 1 tasse de ketchup paléo (voirrecette)
- 1 petite tête de chou, coupée en deux, retirer le cœur et couper en 8 morceaux
- - 1 cuillère à café de piment rouge broyé

1. Préchauffer le four à 350°F. Tapisser un grand plat allant au four de papier sulfurisé; mettre de côté. Dans un grand bol, mélanger la dinde hachée, les œufs, la poudre d'amandes, le persil, l'oignon, la sauge, le thym et le poivre

noir. Dans le moule préparé, façonner le mélange de dinde en morceaux de 8 x 4 pouces. Cuire au four pendant 30 minutes.

2. Pendant ce temps, pour le ketchup à l'oignon, faites chauffer 1 cuillère à soupe d'huile d'olive dans une grande casserole à feu moyen. Ajouter les oignons; Cuire environ 5 minutes ou jusqu'à ce que l'oignon commence à dorer, en remuant souvent. Réduire le feu à moyen-doux; Cuire au four environ 25 minutes ou jusqu'à ce qu'ils soient dorés et très tendres, en remuant de temps à autre. évacuation de la chaleur ; Incorporer le ketchup paléo.

3. Verser le ketchup à l'oignon sur la dinde. Déposer les tranches de chou autour du pain. Arroser le chou avec 1 cuillère à soupe d'huile d'olive restante; saupoudrer de piment rouge broyé. Cuire au four environ 40 minutes ou jusqu'à ce qu'un thermomètre inséré au centre du pain indique 165 ° F, verser le ketchup aux oignons caramélisés sur le dessus et retourner après 20 minutes. Laisser reposer la dinde pendant 5 à 10 minutes avant de la trancher.

4. Servir la dinde avec les quartiers de chou restants et le ketchup aux oignons caramélisés.

TURQUIE

PREPARATION:20 minutes Cuisson : 8 minutes Bouillie : 16 minutes Donne : 4 portions

ACCOMPAGNEMENTS POUR CETTE SOUPE MEXICAINE PIQUANTEPAS SEULEMENT DES DECORATIONS. LA CORIANDRE AJOUTE UNE SAVEUR DISTINCTE, LE BEURRE AJOUTE DE L'ONCTUOSITE ET LES GRAINES DE CITROUILLE ROTIES AJOUTENT UN JOLI CROQUANT.

8 tomates fraîches

1¼ à 1½ kg de dinde hachée

1 piment rouge, épépiné et finement haché

½ tasse d'oignon haché (1 moyen)

6 gousses d'ail, hachées (1 cuillère à soupe)

1 cuillère à soupe d'assaisonnement mexicain (voir recette)

2 tasses de bouillon d'os de poulet (voir recette) ou bouillon de poulet non salé

1 boîte de 14,5 oz de tomates rôties, non salées, non séchées

1 piment jalapeño ou serrano, épépiné et finement haché (voir conseils)

1 avocat moyen, coupé en deux, pelé, épépiné et tranché finement

¼ tasse de graines de citrouille non salées, grillées (voir conseils)

¼ tasse de coriandre fraîche hachée

une tranche de citron

1. Faites chauffer le poulet. Pelez la tomate et jetez-la. Lavez les tomates et coupez-les en deux. Placer les moitiés de tomates sur la grille non chauffée de la lèchefrite. Cuire à 4 à 5 pouces d'intervalle pendant 8 à 10 minutes ou jusqu'à ce qu'ils soient légèrement carbonisés, en retournant à mi-cuisson. Laisser refroidir légèrement dans le moule sur une grille.

2. Entre-temps, dans une grande poêle à feu moyen-élevé, faire revenir la dinde, les poivrons et les oignons pendant

5 à 10 minutes ou jusqu'à ce que la dinde soit dorée et que les légumes soient tendres. Remuer avec une cuillère en bois. la viande quand elle est cuite. Retirez la graisse si nécessaire. Ajouter l'ail et l'assaisonnement mexicain. Cuire et remuer encore 1 minute.

3. Dans un mélangeur, mélanger environ 2/3 des tomates brûlées et 1 tasse de bouillon d'os de poulet. Couvrir et mélanger jusqu'à consistance lisse. Ajouter au mélange de dinde dans la poêle. Incorporer 1 tasse de bouillon de poulet restant, les tomates séchées et le poivron. Hachez les tomates restantes; Ajouter au mélange de dinde. Bouilloire; hypothermie. Couvrir et cuire à feu doux pendant 10 minutes.

4. Pour servir, versez la soupe dans un bol peu profond. Ajouter le beurre, les graines de citrouille et la coriandre. Saupoudrer la soupe de citron.

BOUILLON D'OS DE POULET

PREPARATION:15 minutes Cuisson : 30 minutes Cuisson : 4 heures Refroidissement : toute la nuit Infusion : environ 10 tasses

POUR LE GOUT LE PLUS FRAIS, LE PLUS SAVOUREUX ET LE PLUS ELEVECONTENU NUTRITIONNEL - UTILISEZ DU BOUILLON DE POULET MAISON DANS VOS RECETTES. (IL NE CONTIENT PAS NON PLUS DE SEL, DE CONSERVATEURS OU D'ADDITIFS.) ROTIR LES OS AVANT LA CUISSON AMELIORE LA SAVEUR. EN CUISANT LENTEMENT LES OS DANS UN LIQUIDE, ILS AJOUTENT DES MINERAUX COMME LE CALCIUM, LE PHOSPHORE, LE MAGNESIUM ET LE POTASSIUM AU BOUILLON. LES VARIATIONS DE MIJOTEUSE CI-DESSOUS LE RENDENT SUPER FACILE. CONGELEZ-LE DANS DES RECIPIENTS DE 2 ET 4 TASSES ET NE DECONGELEZ QUE CE DONT VOUS AVEZ BESOIN.

- 2 kg d'ailes et de dos de poulet
- 4 carottes, hachées
- 2 gros poireaux, blanc et vert clair seulement, tranchés finement
- 2 branches de céleri avec les feuilles, hachées
- 1 radis, haché grossièrement
- 6 gros brins de persil italien (feuilles plates)
- 6 branches de thym frais
- 4 gousses d'ail, verre
- 2 cuillères à café de poivre noir à grains entiers
- 2 clous de girofle
- Eau froide

1. Préchauffer le four à 425°F. Placer les ailes de poulet et le dos sur une grande plaque à pâtisserie; Cuire au four de 30 à 35 minutes ou jusqu'à ce qu'ils soient bien dorés.

2. Transférer les morceaux de poulet préparés et les morceaux dorés dans une grande casserole sur la plaque à pâtisserie. Ajouter les carottes, les poireaux, le céleri, le persil, l'aneth, le thym, l'ail, le paprika et les clous de girofle. Versez suffisamment d'eau froide (environ 12 tasses) dans une grande casserole pour couvrir le poulet et les légumes. Porter à ébullition à feu moyen; Ajustez la chaleur pour que le bouillon mijote très doucement et que les bulles flottent au-dessus de l'eau. Couvrir et cuire à feu doux pendant 4 heures.

3. Filtrer le bouillon chaud à travers un grand tamis tapissé de deux couches de gaze 100 % coton humide. Retirez les solides. Couvrir le bouillon et réfrigérer toute la nuit. Dégraissez le bouillon et jetez-le avant de servir.

Conseil. Pour faire du bouillon (facultatif), mélanger 1 blanc d'œuf, 1 coquille d'œuf râpée et ¼ tasse d'eau froide dans un petit bol. Incorporer le mélange au bouillon filtré dans la casserole. Faire bouillir à nouveau. évacuation de la chaleur ; laisser reposer 5 minutes. Filtrer le bouillon chaud à travers un tamis garni de deux épaisseurs de lin neuf 100% coton. Laisser refroidir et dégraisser avant utilisation.

Instructions pour la mijoteuse : Préparez comme indiqué sauf pour l'étape 2, placez les ingrédients dans une mijoteuse de 5 à 6 litres. Couvrir et cuire à feu doux pendant 12 à 14 heures. Continuez comme décrit à l'étape 3. Donne environ 10 tasses.

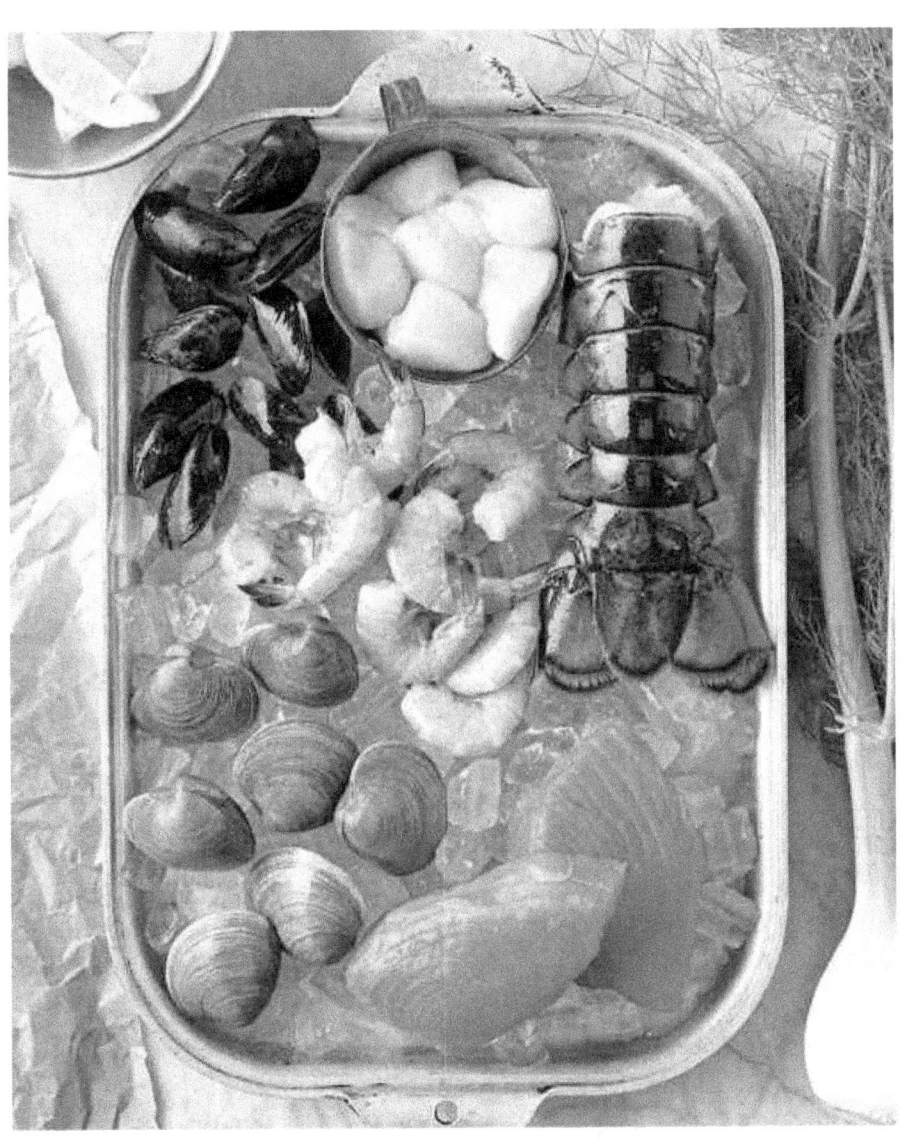

SAUMON HARRIS BLEU

PREPARATION:25 minutes Cuisson : 10 minutes Cuisson : 8 minutes Préparation : 4 portionsIMAGE

UN EPLUCHEUR DE LEGUMES STANDARD A ETE UTILISEASPERGES CRUES COUPEES EN FINES LANIERES POUR SALADE. VERSER SUR DU VINAIGRE D'AGRUMES LEGER (VOIRRECETTE) ET AVEC DES GRAINES DE TOURNESOL GRILLEES ET FUMEES, C'EST UN PENDANT RAFRAICHISSANT A LA SAUCE AU SAUMON ET AUX HERBES VERTES EPICEES.

SAUMON

- 4 filets de saumon frais ou congelés sans peau, pesant 6 à 8 onces, environ 1 pouce d'épaisseur
- Huile d'olive

A HARRIS

- 1½ cuillères à café d'aneth
- 1½ cuillères à café de graines de coriandre
- 1 tasse de feuilles de persil frais bien tassées
- 1 tasse de coriandre fraîche hachée (feuilles et tiges)
- 2 jalapenos, épépinés et hachés (voirconseils)
- 1 oignon, haché
- 2 gousses d'ail
- 1 cuillère à café de zeste de citron haché
- 2 cuillères à soupe de jus de citron frais
- ⅓ tasse d'huile d'olive

GRAINES DE TOURNESOL AUX EPICES

- ⅓ tasse de graines de tournesol crues
- 1 cuillère à café d'huile d'olive
- 1 cuillère à café d'arôme de fumée (voirrecette)

SALADE

12 grosses tiges d'asperges, parées (environ 1 livre)

⅓ tasse de vinaigrette aux agrumes vifs (voir<u>recette</u>)

1. Décongelez le poisson s'il est congelé; sécher avec une serviette en papier. Badigeonner légèrement les deux côtés du poisson avec de l'huile d'olive. Le bord.

2. Pour la harissa, faire griller les graines de cumin et la coriandre dans une petite casserole à feu moyen pendant 3-4 minutes ou jusqu'à ce qu'elles soient légèrement grillées et parfumées. Dans un robot culinaire, mélanger les graines de cumin et la coriandre rôtie, le persil, la coriandre, le jalapeño, l'ail, les échalotes, le zeste de citron, le jus de citron vert et l'huile d'olive. Traiter jusqu'à consistance lisse. Le bord.

3. Préchauffer le four à 300°F pour préparer l'assaisonnement aux graines de tournesol. Tapisser une plaque à pâtisserie de papier sulfurisé; mettre de côté. Mélanger les graines de tournesol et 1 cuillère à café d'huile d'olive dans un petit bol. Saupoudrer les graines d'épices fumées; jeter sur le manteau. Répartir uniformément les graines de tournesol sur le papier cuisson. Cuire au four environ 10 minutes ou jusqu'à ce qu'ils soient légèrement dorés.

4. Pour un gril à charbon ou à gaz, placez le saumon sur un gril graissé directement à feu moyen. Couvrir et cuire de 8 à 12 minutes ou jusqu'à ce que le poisson se défasse à la fourchette, en le retournant à mi-cuisson.

5. Pendant ce temps, utilisez un éplucheur de légumes et râpez les asperges en longues lanières fines pour la salade. Transférer dans une assiette ou un bol de taille moyenne.

(Les pointes de lance se briseront à mesure que la lance s'amincit; placez-les sur une assiette ou un bol.) Versez le vinaigre d'agrumes sur les lances rasées. Saupoudrer de graines de tournesol marinées sur le dessus.

6. Placer les filets sur chacune des quatre assiettes pour servir; déposer de la harissa verte sur chaque filet. Servi avec une salade d'asperges hachées.

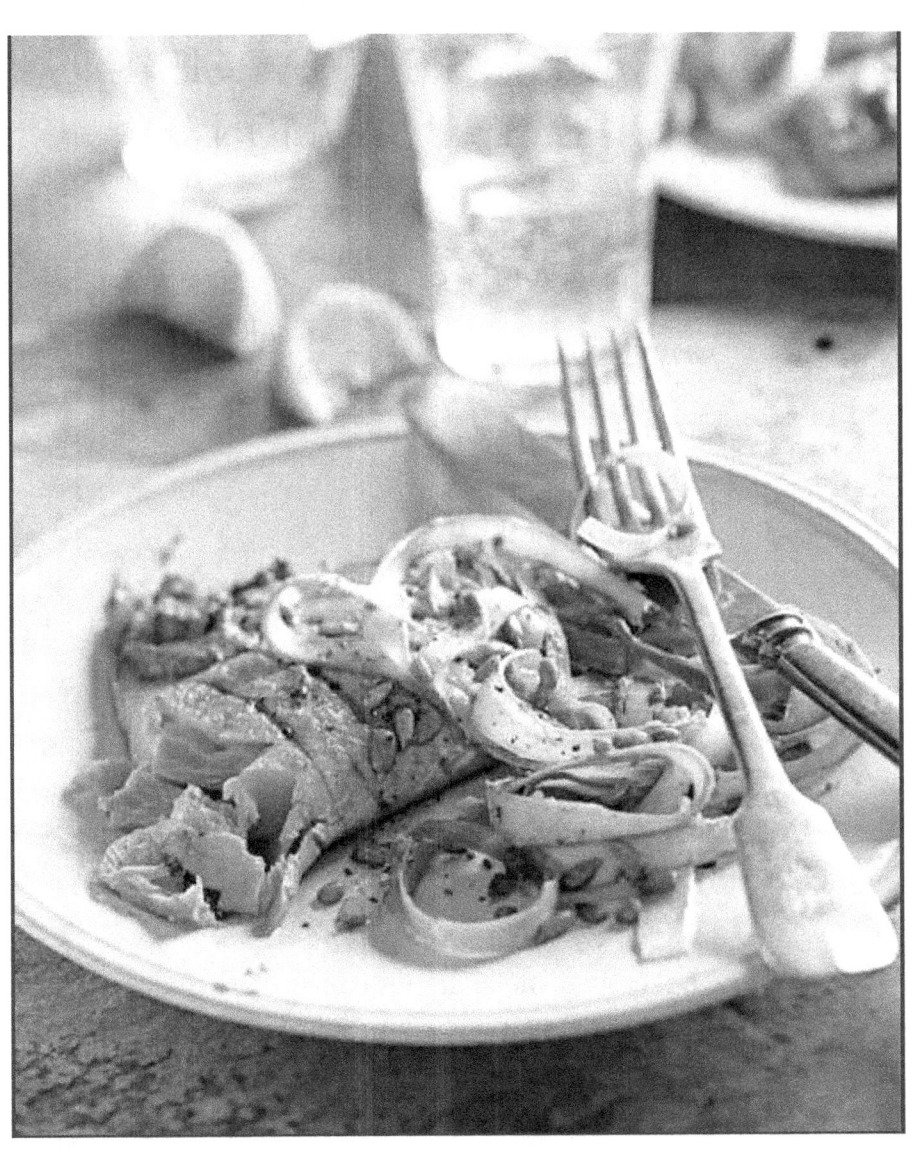

SALADE DE COEURS D'ARTICHAUTS GRILLES AU SAUMON

PRÉPARATION:20 minutes Cuisson : 12 minutes Préparation : 4 portions

SOUVENT LES MEILLEURS OUTILS POUR LA VINAIGRETTEEST TA MAIN MELANGEZ LA LAITUE TENDRE ET LES ARTICHAUTS GRILLES DANS CETTE SALADE AVEC DES MAINS PROPRES.

- 4 filets de saumon frais ou congelés de 6 onces
- 1 paquet de 9 oz de cœurs d'artichauts surgelés, décongelés et égouttés
- 5 cuillères à soupe d'huile d'olive
- 2 cuillères à soupe de ciboulette hachée
- 1 cuillère à soupe de zeste de citron haché
- ¼ tasse de jus de citron frais
- 3 cuillères à soupe d'origan frais haché
- ½ cuillère à café de poivre noir fraîchement moulu
- 1 cuillère à soupe d'épices méditerranéennes (voir recette)
- 1 paquet de 5 onces de salade mixte

1. Décongelez le poisson si le poisson est congelé. Lavez le poisson; sécher avec une serviette en papier. Réserver le poisson.

2. Dans un bol moyen, mélanger les cœurs d'artichauts avec 2 cuillères à soupe d'huile d'olive ; mettre de côté. Dans un grand bol, mélanger 2 cuillères à soupe d'huile d'olive, les échalotes, le zeste de citron, le jus de citron vert et les feuilles d'origan; mettre de côté.

3. Pour un barbecue au charbon de bois ou au gaz, placez les cœurs d'artichauts sur le gril et faites-les griller directement à feu moyen. Couvrir et cuire de 6 à 8 minutes ou jusqu'à ce qu'ils soient dorés et bien chauds,

en remuant souvent. Retirer les artichauts du gril. Laisser refroidir 5 minutes, puis ajouter les artichauts au mélange d'échalotes. Poivre; jeter le manteau. Le bord.

4. Badigeonner le saumon avec la cuillère à soupe d'huile d'olive restante; Saupoudrer d'épices méditerranéennes. Placer le saumon sur le gril, assaisonnement vers le bas, directement à feu moyen-vif. Couvrir et cuire de 6 à 8 minutes ou jusqu'à ce que le poisson se défasse à la fourchette, en le retournant délicatement à mi-cuisson.

5. Mettez la salade dans un bol avec des artichauts marinés; jeter délicatement dans la veste. Servir la salade avec du saumon grillé.

SAUMON AU PIMENT GRILLE RAPIDE AVEC SALSA DE TOMATES VERTES

PREPARATION:35 minutes Réfrigération : 2 à 4 heures Cuisson : 10 minutes Donne : 4 portions

FLASH FLASH FAIT REFERENCE A LA TECHNIQUEFAITES CHAUFFER UNE POELE SECHE AU FOUR A FEU VIF, AJOUTEZ L'HUILE ET LE POISSON, LE POULET OU LA VIANDE (SNIFFEZ !) ET TERMINEZ LE PLAT AU FOUR. LA FRITURE RAPIDE RACCOURCIT LE TEMPS DE CUISSON ET CREE UNE BELLE CROUTE CROUSTILLANTE A L'EXTERIEUR ET UNE GARNITURE JUTEUSE A L'INTERIEUR.

SAUMON
- 4 filets de saumon frais ou surgelés de 5 à 6 oz
- 3 cuillères à soupe d'huile d'olive
- ¼ tasse d'oignon haché
- 2 gousses d'ail, pelées et hachées
- 1 cuillère à soupe de coriandre
- 1 cuillère à café d'aneth
- 2 cuillères à café de poudre de piment doux
- 1 cuillère à café d'origan séché, haché
- ¼ cuillère à café de poivre de Cayenne
- ⅓ tasse de jus de citron frais
- 1 cuillère à soupe de sauge fraîche hachée

SALSA DE TOMATES VERTES
- 1½ tasse de tomates vertes en dés
- ⅓ tasse d'oignon rouge haché
- 2 cuillères à soupe de coriandre fraîche hachée
- 1 jalapeño, épépiné et haché (voir conseils)
- 1 gousse d'ail, hachée

½ cuillère à café d'aneth

¼ cuillère à café de piment en poudre

2-3 cuillères à soupe de jus de citron frais

1. Décongelez le poisson si le poisson est congelé. Lavez le poisson; sécher avec une serviette en papier. Réserver le poisson.

2. Préparez le mélange de chutney en combinant 1 cuillère à soupe d'huile d'olive, l'oignon et l'ail dans une petite casserole. Laisser mijoter pendant 1 à 2 minutes ou jusqu'à ce qu'il soit parfumé. Incorporer la coriandre et l'aneth; Cuire et remuer pendant 1 minute. Mélanger le paprika, l'origan et le poivre de Cayenne ; Cuire et remuer pendant 1 minute. Ajouter le jus de citron et la sauce; cuire et remuer environ 3 minutes ou jusqu'à ce qu'il soit réduit en purée; cool.

3. Étalez le mélange de chili sur les deux côtés du filet avec vos doigts. Placer le poisson dans un récipient en verre ou non réactif ; Couvrir hermétiquement d'une pellicule de plastique. Mettre au réfrigérateur pendant 2 à 4 heures.

4. Pendant ce temps, pour la salsa, combiner les tomates, l'oignon, la coriandre, le jalapeño, l'ail, le cumin et la poudre de chili dans un bol moyen. Mélanger. Arroser de jus de citron; jeter le manteau.

4. Grattez autant de pâte que possible du saumon avec une spatule en caoutchouc. Jeter les pâtes.

5. Placez une très grande casserole en fonte dans le four. Préchauffer le four à 500°F. Préchauffer le four avec une poêle.

6. Retirez la poêle chaude du four. Versez 1 cuillère à soupe d'huile d'olive dans la poêle. Inclinez la poêle pour que l'huile recouvre le fond de la poêle. Déposer le filet dans la poêle, côté peau vers le bas. Badigeonnez le filet avec la cuillère à soupe d'huile d'olive restante.

7. Cuire le saumon au four environ 10 minutes ou jusqu'à ce que le poisson commence à s'écailler lorsqu'il est testé avec une fourchette. Servir le poisson avec la salsa.

SAUMON GRILLE ET ASPERGES EN PAPILLOTE SAUCE CITRON-NOISETTES

PRÉPARATION:20 minutes Cuisson : 17 minutes Préparation : 4 portions

CUIRE "EN PAPILLOTE" SIGNIFIE SIMPLEMENT CUIRE AVEC DU PAPIER.C'EST UNE EXCELLENTE FAÇON DE CUISINER POUR DE NOMBREUSES RAISONS. LE POISSON ET LES LEGUMES SONT CUITS A LA VAPEUR DANS DU PARCHEMIN ET ABSORBENT LES JUS, LES SAVEURS ET LES NUTRIMENTS - ET IL N'EST PAS NECESSAIRE DE LAVER LES CASSEROLES ET LES POELES PAR LA SUITE.

- 4 filets de saumon frais ou congelés de 6 onces
- 1 tasse de feuilles de basilic frais légèrement tassées
- 1 tasse de feuilles de persil frais légèrement tassées
- ½ tasse de noisettes grillées*
- 5 cuillères à soupe d'huile d'olive
- 1 cuillère à café de zeste de citron haché
- 2 cuillères à soupe de jus de citron frais
- 1 gousse d'ail, hachée
- 1 kg d'asperges finement tranchées
- 4 cuillères à soupe de vin blanc sec

1. Décongelez le saumon s'il est congelé. Lavez le poisson; sécher avec une serviette en papier. Préchauffer le four à 400°F.

2. Pour la sauce pesto, mélanger le basilic, le persil, les noisettes, l'huile d'olive, le zeste de citron, le jus de lime et l'ail dans un mélangeur ou un robot culinaire. Couvrir et mélanger ou mélanger jusqu'à consistance lisse; mettre de côté.

3. Coupez quatre carrés de 12 pouces dans le parchemin. Placer un filet de saumon au centre d'un carré de papier parchemin pour chaque paquet. Placer 1/4 d'asperges et 2-3 cuillères à soupe de sauce pesto sur le dessus; verser 1 cuillère à soupe de vin. Soulevez les côtés opposés du papier sulfurisé et pliez le poisson plusieurs fois. Pliez les extrémités du parchemin. Répétez l'opération pour faire trois autres packs.

4. Cuire au four de 17 à 19 minutes ou jusqu'à ce que le poisson commence à s'émietter lorsqu'il est testé à la fourchette (vérifier la cuisson en ouvrant soigneusement l'emballage).

*Astuce : Préchauffer le four à 350 °F pour rôtir les noisettes. Répartir les noix en une seule couche dans un plat allant au four peu profond. Cuire au four de 8 à 10 minutes ou jusqu'à ce qu'ils soient légèrement dorés. Remuer une fois pour cuire uniformément. Refroidir légèrement les noix. Placer les noix chaudes sur un torchon propre; Frottez avec une serviette pour enlever la peau lâche.

SAUMON ASSAISONNE AVEC SAUCE AUX POMMES ET AUX CHAMPIGNONS

DU DEBUT A LA FIN:40 minutes de préparation : 4 portions

TOUS CES FILETS DE SAUMONGARNI DE CHAMPIGNONS SAUTES, D'ECHALOTES ET DE TRANCHES DE POMME ROUGE ENTIERE, SERVI SUR UNE ASSIETTE DE GLOIRE VERTE FRAICHE DU MATIN, IL CREERA UN PLAT IMPRESSIONNANT POUR DIVERTIR LES INVITES.

1 1½ livre de filets de saumon entiers frais ou congelés, sans peau

1 cuillère à café de graines de fenouil finement moulues*

½ cuillère à café de sauge séchée, hachée

½ cuillère à café de coriandre

¼ cuillère à café de moutarde sèche

¼ cuillère à café de poivre noir

2 cuillères à soupe d'huile d'olive

1½ tasse de champignons cremini frais, coupés en quartiers

1 échalote moyenne, tranchée très finement

1 petite pomme à cuire, coupée en quatre, épépinée et tranchée finement

¼ tasse de vin blanc sec

4 tasses d'épinards frais

Petits brins de sauge fraîche (facultatif)

1. Décongelez le saumon s'il est congelé. Préchauffer le four à 425 °F. Tapisser une grande plaque à pâtisserie de papier parchemin; mettre de côté. Lavez le poisson; sécher avec une serviette en papier. Placer le saumon côté peau vers le bas sur la plaque à pâtisserie préparée. Dans un petit bol, mélanger les graines de cumin, ½ cuillère à café de sauge séchée, la coriandre, la moutarde et le poivre. Saupoudrer uniformément sur le saumon; frotter avec les doigts.

2. Mesurez l'épaisseur du poisson. Faire griller le saumon de 4 à 6 minutes jusqu'à ce qu'il ait ½ pouce d'épaisseur ou jusqu'à ce que le poisson se défasse à la fourchette.

3. Pendant ce temps, chauffer l'huile d'olive dans une grande poêle à feu moyen pour faire la sauce pan. Ajouter les champignons et la ciboulette; Cuire de 6 à 8 minutes ou jusqu'à ce que les champignons soient tendres et commencent à dorer, en remuant de temps à autre. Ajouter les pommes; Couvrir et cuire et remuer pendant encore 4 minutes. Ajouter délicatement l'alcool. Cuire à découvert pendant 2-3 minutes ou jusqu'à ce que les tranches de pomme soient tendres. À l'aide d'une écumoire, transférer le mélange de champignons dans un bol moyen; couvrir pour garder au chaud.

4. Dans la même poêle, en remuant constamment, cuire les épinards pendant 1 minute ou jusqu'à ce que les épinards soient tout juste ramollis. Diviser les épinards en quatre portions. Coupez le filet de saumon en quatre morceaux égaux, en coupant à travers la peau, mais pas à travers. À l'aide d'une grande cuillère, retirer des portions de saumon de la peau; Dans chaque assiette, déposer une portion de saumon sur les épinards. Verser uniformément le mélange de champignons sur le saumon. Garnir de sauge fraîche, si désiré.

*Astuce : Écrasez les graines de cumin avec un mortier et un pilon ou un moulin à épices.

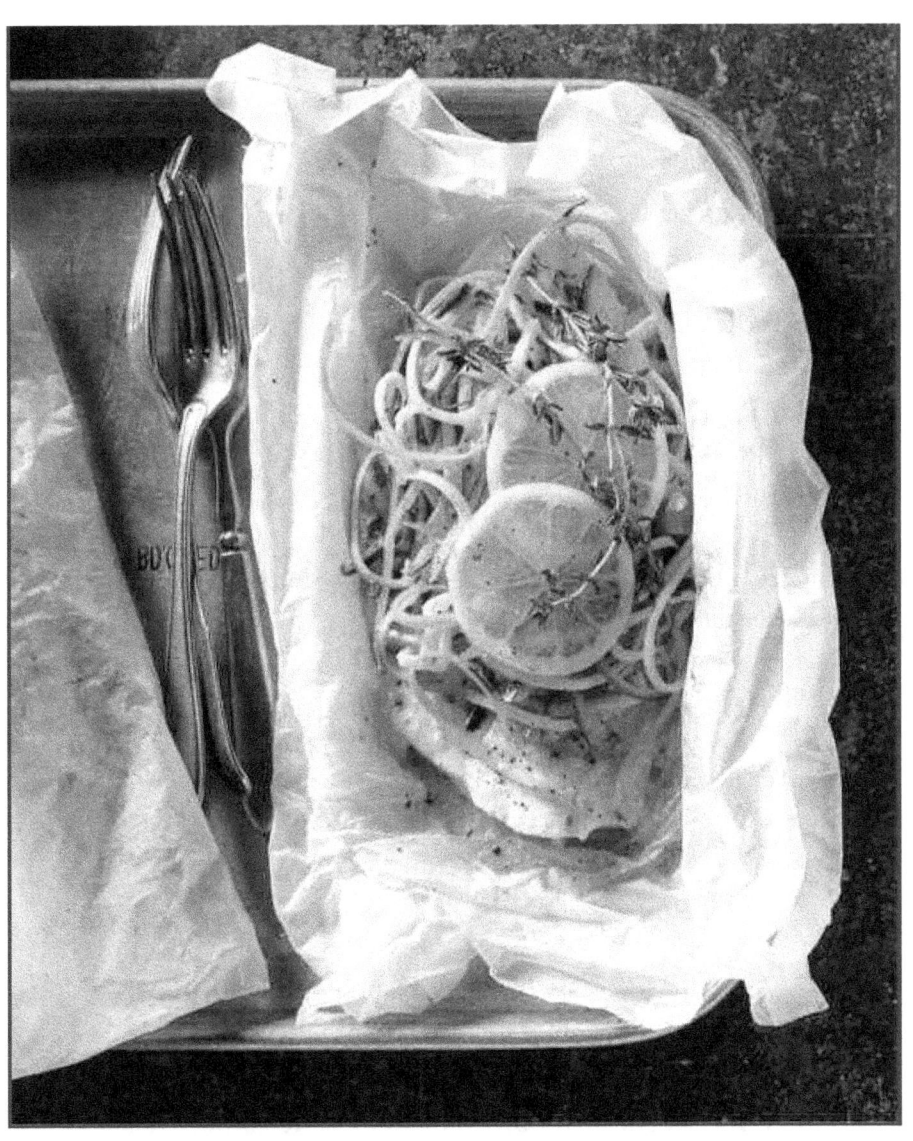

SOLE EN PAPILLOTE JULIENNE AUX LEGUMES

PREPARATION:30 minutes cuisson : 12 minutes Préparation : 4 portions<u>IMAGE</u>

LES LEGUMES PEUVENT BIEN SUR ETRE HACHESAVEC UN COUTEAU DE CHEF BIEN AIGUISE, MAIS CELA PREND BEAUCOUP DE TEMPS. JULIEN PEELER (VOIR"<u>APPAREIL</u>") VOUS PERMET DE CREER RAPIDEMENT DES BANDES DE LEGUMES LONGUES, FINES ET UNIFORMES.

- 4 filets de 6 onces frais ou congelés, flétan ou autre poisson blanc ferme
- 1 courgette, hachée en julienne
- 1 grosse carotte, hachée finement
- ½ oignon violet, haché finement
- 2 tomates Roma, épépinées et hachées finement
- 2 gousses d'ail, hachées
- 1 cuillère à soupe d'huile d'olive
- ½ cuillère à café de poivre noir
- 1 citron, coupé en 8 tranches fines, épépiné
- 8 brins de thym frais
- 4 cuillères à café d'huile d'olive
- ¼ tasse de vin blanc sec

1. Décongelez le poisson si le poisson est congelé. Préchauffer le four à 375 °F. Mélanger les courgettes, les carottes, les oignons, les tomates et l'ail dans un grand bol. Ajouter 1 cuillère à soupe d'huile d'olive et ¼ de cuillère à café de poivre; mélanger ensemble. Réserver les légumes.

2. Coupez quatre carrés de 14 pouces dans le parchemin. Lavez le poisson; sécher avec une serviette en papier. Placer un filet au centre de chaque carré. Saupoudrer du ¼ de cuillère à café de poivre restant. Déposer les

légumes, les tranches de citron et les brins de thym sur le filet en les répartissant uniformément. Verser 1 cuillère à soupe d'huile d'olive et 1 cuillère à soupe de vin blanc sur chaque compartiment.

3. En faisant le paquet un par un, soulevez les côtés opposés du papier sulfurisé et pliez le poisson plusieurs fois. Pliez les extrémités du parchemin.

4. Étalez les paquets sur une grande plaque à pâtisserie. Cuire au four environ 12 minutes ou jusqu'à ce que le poisson commence à s'émietter lorsqu'il est testé à la fourchette (testez la cuisson en ouvrant soigneusement l'emballage).

5. Servir en plaçant chaque paquet sur une assiette à dîner. Ouvrez soigneusement le paquet.

GALETTES DE POISSON AU PESTO DE ROQUETTE AVEC CREME GLACEE AU CITRON FUME

PREPARATION:30 minutes Cuisson : 4 à 6 minutes par pouce d'épaisseur Donne : 6 portions

LA SOLE PEUT ETRE REMPLACEE PAR DU CABILLAUD- PAS SEULEMENT LE TILAPIA. MALHEUREUSEMENT, LE TILAPIA EST L'UN DES PIRES CHOIX DE POISSON. IL EST CULTIVE PRESQUE PARTOUT SUR LA FERME ET EST SOUVENT EN MAUVAIS ETAT - BIEN QUE LE TILAPIA SOIT PRESQUE PARTOUT, IL DOIT ETRE EVITE.

- 4 filets mignons frais ou congelés de 4 à 5 oz, d'environ 2,5 cm d'épaisseur
- 1 recette de pesto de roquette (voir recette)
- ½ tasse de noix de cajou (voir recette)
- 1 cuillère à café d'arôme de fumée (voir recette)
- ½ cuillère à café de zeste de citron haché
- 12 feuilles de laitue
- 1 avocat mûr, coupé en deux, épépiné et tranché finement
- 1 tasse de tomates hachées
- ¼ tasse de coriandre fraîche hachée
- 1 citron, coupé en tranches

1. Décongelez le poisson si le poisson est congelé. Lavez le poisson; sécher avec une serviette en papier. Réserver le poisson.

2. Frotter la roquette des deux côtés du poisson.

3. Pour un gril à charbon ou à gaz, placez le poisson sur une grille graissée directement à feu moyen. Couvrir et cuire

de 4 à 6 minutes ou jusqu'à ce que le poisson se défasse à la fourchette, en le retournant à mi-cuisson.

4. Pour la glace au citron fumé, mélangez la crème de noix de cajou, l'arôme fumé et le zeste de citron dans un petit bol.

5. Coupez le poisson en morceaux avec une fourchette. Remplissez l'assiette d'avocat avec du poisson, des tranches d'avocat et des tomates ; saupoudrer de coriandre sur le dessus. Étalez la crème au citron fumé sur le gâteau. Servi avec un filet de citron sur banh tet.

BASE AVEC CROUTE D'AMANDE

PREPARATION:15 minutes Temps de préparation : 3 minutes Préparation : 2 portions

JUSTE UN PEU DE POUDRE D'AMANDECREEZ UNE BELLE CROUTE POUR CE POISSON POELE SUPER RAPIDE SERVI AVEC DE LA MAYONNAISE A L'ANETH ET DU JUS DE LIME FRAIS.

12 onces de filets d'anchois frais ou surgelés
1 cuillère à soupe d'épices au citron (voir recette)
jusqu'à une cuillère à café de poivre noir
⅓ tasse de farine d'amande
2-3 cuillères à soupe d'huile d'olive
¼ tasse de mayonnaise paléo (voir recette)
1 cuillère à café d'aneth frais haché
Tranches de citrons

1. Décongelez le poisson si le poisson est congelé. Lavez le poisson; sécher avec une serviette en papier. Dans un petit bol, mélanger le zeste de citron et le poivre. Appliquer le mélange d'assaisonnement sur les deux côtés du filet en appuyant légèrement. Étendre la farine d'amande sur une grande assiette. Tremper un côté de chaque filet dans la farine d'amande en pressant légèrement.

2. Dans une grande poêle à feu moyen, chauffer suffisamment d'huile pour recouvrir la poêle. Mettez le poisson dedans, couvrez face vers le bas. Cuire 2 minutes. Retournez délicatement le poisson; Cuire environ 1 minute de plus ou jusqu'à ce que le poisson commence à s'émietter lorsqu'il est testé à la fourchette.

3. Pour la vinaigrette, mélanger Paleo Mayo et le cumin dans un petit bol. Servir le poisson avec la sauce et les quartiers de citron.

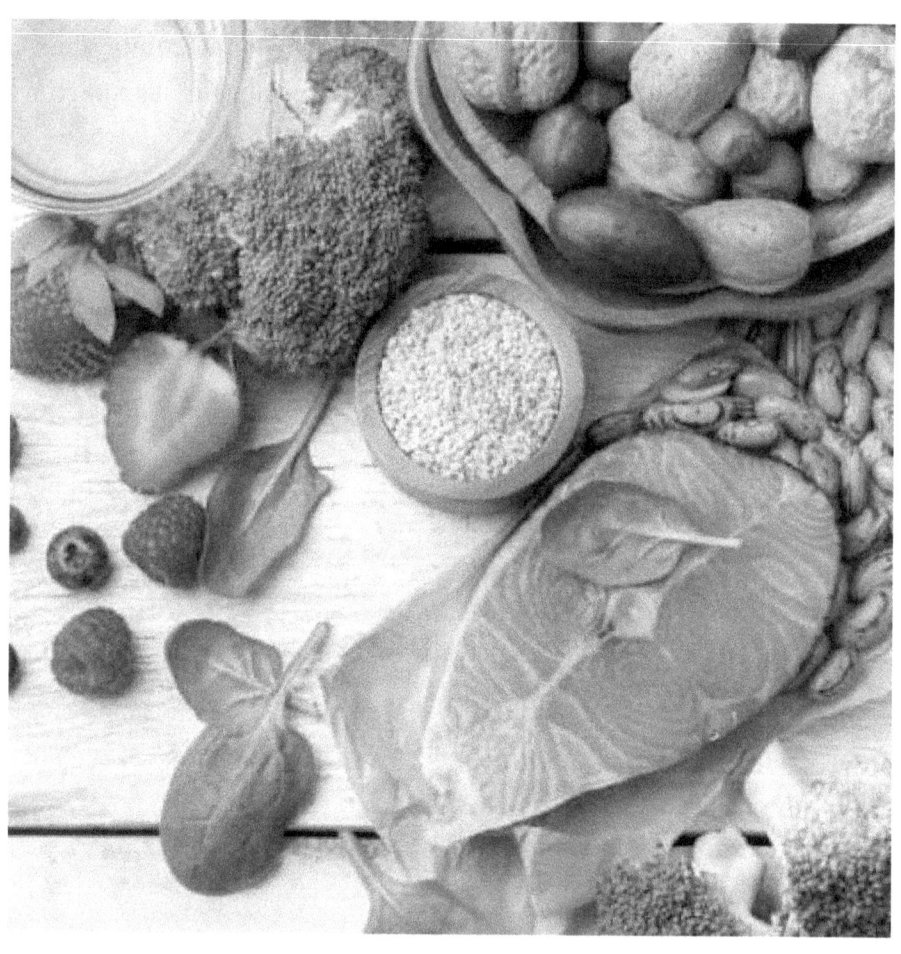

CABILLAUD ET COURGETTES GRILLES AVEC SAUCE EPICEE A LA MANGUE

PREPARATION:Cuire au four pendant 20 minutes : 6 minutes Donne : 4 portions

1 à 1½ livre de morue fraîche ou congelée, ½ à 1 pouce d'épaisseur
4 pièces 24" avec film de 12" de large
1 courgette moyenne, coupée en julienne
Épices au citron et aux herbes (voir recette)
¼ tasse de mayonnaise paléo chipotle (voir recette)
1-2 cuillères à soupe de purée de mangue mûre *
1 cuillère à soupe de jus de citron ou de lime frais ou de vinaigre de riz
2 cuillères à soupe de basilic frais haché

1. Décongelez le poisson si le poisson est congelé. Lavez le poisson; sécher avec une serviette en papier. Couper le poisson en quatre morceaux de taille égale.

2. Pliez chaque morceau de papier d'aluminium en deux pour former un double carré de 12 pouces. Placer une portion de feuille de poisson au centre du carré. Déposer un quart des courgettes dessus. Saupoudrer de zeste de citron sur le dessus. Soulevez les côtés opposés du papier d'aluminium et repliez les courgettes et le poisson plusieurs fois. Pliez les extrémités de la feuille ensemble. Répétez l'opération pour faire trois autres packs. Pour faire la vinaigrette, combiner la mayonnaise paléo chipotle, la mangue, le jus de citron vert et le basilic dans un petit bol; mettre de côté.

3. Pour les grils au charbon de bois ou au gaz, placez les emballages sur un gril huilé directement à feu moyen. Couvrir et cuire pendant 6 à 9 minutes, ou jusqu'à ce que le poisson se défasse à la fourchette et que les courgettes

soient croustillantes et tendres (testez en ouvrant soigneusement l'emballage). Ne coupez pas les emballages pendant la cuisson. Verser la sauce dans chaque portion.

*Astuce : Pour faire de la purée de mangue, mélanger ¼ tasse de mangue hachée et 1 cuillère à soupe d'eau dans un mélangeur. Couvrir et mélanger jusqu'à consistance lisse. Ajouter la purée de mangue restante au mélangeur.

RAGOUT DE CABILLAUD AU RIESLING ET TOMATES FARCIES AU PESTO

PREPARATION:30 minutes cuisson : 10 minutes Préparation : 4 portions

- 1 à 1½ livre de filets de morue frais ou congelés, d'environ 1 pouce d'épaisseur
- 4 tomates Roma
- 3 cuillères à soupe de basilic (voir recette)
- ¼ cuillère à café de poivre noir moulu
- 1 verre de Riesling sec ou de Sauvignon Blanc
- 1 brin de thym frais ou cuillère à café de thym séché, haché
- 1 feuille de laurier
- ½ tasse d'eau
- 2 cuillères à soupe d'oignon haché
- Tranches de citrons

1. Décongelez le poisson si le poisson est congelé. Fendre les tomates horizontalement. Pelez les graines et une partie de la pulpe. (Si vous voulez aplatir la tomate, tranchez-la très finement en faisant attention de ne pas faire de trous dans le bas de la tomate.) Versez la sauce pesto sur chaque moitié de tomate; saupoudrer de poivre moulu; mettre de côté.

2. Lavez le poisson ; sécher avec une serviette en papier. Couper le poisson en quartiers. Placez le panier vapeur dans une grande casserole avec un couvercle hermétique. Ajouter environ ½ pouce d'eau dans la casserole. Bouilloire; Réduire le feu à moyen. Placez les tomates en tranches dans le panier. Couvrir et cuire à la vapeur pendant 2-3 minutes ou jusqu'à ce qu'ils soient légèrement chauds.

3. Mettez les tomates dans une assiette; couvrir pour garder au chaud. Retirez le panier vapeur de la casserole; laisser l'eau. Ajouter le vin, le thym, la feuille de laurier et ½ tasse d'eau dans la casserole. Bouilloire; Réduire le feu à moyen-doux. Ajouter le poisson et les oignons. Laisser mijoter de 8 à 10 minutes ou jusqu'à ce que le poisson s'émiette lorsqu'il est testé à la fourchette.

4. Versez le liquide de pochage sur le poisson. Servir le poisson avec des tomates farcies de sauce pesto et des quartiers de citron.

LA MORUE EST SAUPOUDREE DE PISTACHES ENVELOPPEES DE PATATE DOUCE ECRASEE

PREPARATION:20 minutes Cuisson : 10 minutes Cuisson : 4 à 6 minutes par pouce d'épaisseur Donne : 4 portions

- 1-1½ kg de cabillaud frais ou surgelé
- Huile d'olive raffinée ou huile de noix de coco
- 2 cuillères à soupe de pistaches, noix de pécan ou amandes
- 1 blanc d'oeuf
- ½ cuillère à café de zeste de citron haché
- 1½ kg de patates douces, pelées et coupées en dés
- 2 gousses d'ail
- 1 cuillère à soupe d'huile de noix de coco
- 1 cuillère à soupe de gingembre frais râpé
- ½ cuillère à café d'aneth
- ¼ tasse de lait de coco (comme Nature's Way)
- 4 cuillères à café de sauce basilic ou de sauce basilic (voir recette de cuisine)

1. Décongelez le poisson si le poisson est congelé. Faites chauffer le poulet. Prix de l'huile de lèchefrite. Mélanger les noix moulues, les blancs d'œufs et le zeste de citron dans un petit bol; mettre de côté.

2. Cuire la purée de patates douces et d'ail dans une casserole à feu moyen pendant 10 à 15 minutes ou jusqu'à ce qu'elle soit tendre. Drainage; Remettre les patates douces et l'ail dans la casserole. Écrasez les patates douces avec un pilon à pommes de terre. Mélanger 1 cuillère à soupe d'huile de noix de coco, de gingembre et de cumin. Broyez la noix de coco dans le lait jusqu'à ce qu'elle soit légère et aérée.

3. Lavez le poisson ; sécher avec une serviette en papier. Coupez le poisson en quartiers et placez-le sur la grille du gril préparée, ne chauffez pas. Faites glisser sous les bords fins. Saupoudrer chaque morceau de coriandre. Ajouter le mélange de graines au pesto et étendre délicatement. Faire frire le poisson 4 à 6 minutes jusqu'à ce qu'il ait ½ pouce d'épaisseur ou jusqu'à ce qu'il se défasse à la fourchette. Couvrir de papier d'aluminium pendant la cuisson si la surface commence à brûler. Servir le poisson avec des patates douces.

CABILLAUD MANDARINE AU ROMARIN ET BROCOLI GRILLE

PREPARATION:15 minutes marinade : jusqu'à 30 minutes cuisson : 12 minutes préparation : 4 portions

1-1½ kg de cabillaud frais ou surgelé
1 cuillère à café de zeste de mandarine haché
½ tasse de jus d'orange ou de mandarine frais
4 cuillères à soupe d'huile d'olive
2 cuillères à café de romarin frais haché
¼ de cuillère à café de poivre noir moulu
1 cuillère à café de zeste de mandarine haché
3 tasses de brocoli
¼ cuillère à café de piment rouge broyé
Couper les mandarines, retirer les pépins

1. Préchauffer le four à 450°F. Décongelez le poisson s'il est congelé. Lavez le poisson; sécher avec une serviette en papier. Couper le poisson en quatre morceaux de taille égale. Mesurez l'épaisseur du poisson. Dans un bol peu profond, mélanger le zeste de mandarine, le jus de mandarine, 2 cuillères à soupe d'huile d'olive, le romarin et le poivre noir; plus de poisson. Couvrir et laisser mariner au réfrigérateur jusqu'à 30 minutes.

2. Dans un grand bol, mélanger le brocoli avec les 2 cuillères à soupe d'huile d'olive restantes et le poivron rouge broyé. Verser dans un plat allant au four de 2 pintes.

3. Enduisez légèrement le plat de cuisson peu profond avec plus d'huile d'olive. Le poisson est égoutté, mariné aux épices. Placer le poisson dans la poêle en appuyant sous les bords fins. Mettre le poisson et le brocoli au four. Rôtir

le brocoli pendant 12 à 15 minutes ou jusqu'à ce qu'il soit tendre, en remuant une fois pendant la cuisson. Faire griller le poisson 4 à 6 minutes à ½ pouce d'épaisseur ou jusqu'à ce que le poisson se défasse lorsqu'il est testé avec une fourchette.

4. Faites bouillir la marinade dans une petite casserole; bouillir pendant 2 minutes. Verser la sauce sur le poisson fini. Servir le poisson avec des tranches de brocoli et de mandarine.

SALADE DE CURRY DE CABILLAUD AUX RADIS MARINES

PREPARATION:20 minutes de repos : 20 minutes de cuisson : 6 minutes Préparation : 4 portionsIMAGE

- 1 kg de filet de cabillaud frais ou surgelé
- 6 radis, hachés grossièrement
- 6-7 cuillères à soupe de vinaigre de cidre de pomme
- ½ cuillère à café de piment rouge broyé
- 2 cuillères à soupe d'huile de noix de coco non raffinée
- ¼ tasse de beurre d'amande
- 1 gousse d'ail, hachée
- 2 cuillères à café de gingembre finement râpé
- 2 cuillères à soupe d'huile d'olive
- 1½-2 cuillères à café de curry en poudre non salé
- 4-8 feuilles de laitue ou feuilles de laitue
- 1 poivron rouge, coupé en julienne
- 2 cuillères à soupe de coriandre fraîche hachée

1. Décongelez le poisson si le poisson est congelé. Dans un bol moyen, mélanger les radis, 4 cuillères à soupe de vinaigre et ¼ de cuillère à café de poivron rouge broyé; laisser reposer 20 minutes en remuant de temps en temps.

2. Pour la sauce au beurre d'amande, faire fondre l'huile de noix de coco dans une petite casserole à feu doux. Mélanger le beurre d'amande jusqu'à consistance lisse. Incorporer l'ail restant, le gingembre et ¼ de cuillère à café de piment rouge broyé. Evacuation de la chaleur. Incorporer les 2-3 cuillères à soupe restantes de vinaigre de cidre de pomme. mettre de côté. (L'ajout de vinaigre épaissit légèrement la sauce.)

3. Lavez le poisson ; sécher avec une serviette en papier. Faire chauffer l'huile d'olive et la poudre de curry dans une grande casserole à feu moyen. Ajouter le poisson; Cuire de 3 à 6 minutes ou jusqu'à ce que le poisson se défasse à la fourchette, en le retournant une fois pendant la cuisson. Effilochez le poisson avec deux fourchettes.

4. Égouttez les radis; retirer la sauce. Garnir chaque feuille de laitue de poisson, de lanières de paprika, du mélange de radis et de la vinaigrette au beurre d'amande. Saupoudrer de coriandre sur le dessus. Pliez le papier autour de la garniture. Si désiré, fixez les wraps avec des cure-dents en bois.

CABILLAUD GRILLE AU CITRON ET A L'ANETH

PREPARATION:25 minutes Cuisson : 50 minutes Préparation : 4 portions

IL Y A A LA FOIS DE L'EGLEFIN, DU LIEU JAUNE ET DE LA MORUECHAIR BLANCHE FERME AU GOUT DOUX. ILS SONT INTERCHANGEABLES DANS LA PLUPART DES RECETTES, Y COMPRIS CE SIMPLE SAUTE DE POISSON ET DE LEGUMES AVEC DES HERBES ET DU VIN.

- 4 morceaux de morue, de lieu jaune ou de cabillaud frais ou congelés de 6 onces, d'environ 2,5 cm d'épaisseur
- 1 gros aneth, évidé et tranché, les feuilles réservées et finement hachées
- 4 carottes moyennes, coupées en deux sur la longueur et coupées en morceaux de 2 à 3 pouces
- 1 oignon rouge, coupé en deux et tranché
- 2 gousses d'ail, hachées
- 1 citron finement tranché
- 3 cuillères à soupe d'huile d'olive
- ½ cuillère à café de poivre noir
- ¾ tasse de vin blanc sec
- 2 cuillères à soupe de persil frais haché
- 2 cuillères à soupe de feuilles d'aneth frais hachées
- 2 cuillères à café de zeste de citron haché

1. Décongelez le poisson si le poisson est congelé. Préchauffer le four à 400°F. Mélanger l'aneth, les carottes, l'oignon, l'ail et le citron dans un plat de cuisson rectangulaire de 3 pintes. Arroser de 2 cuillères à soupe d'huile d'olive et saupoudrer de ¼ de cuillère à café de poivre; jeter le manteau. Versez le vin dans la tasse. Couvrir la plaque avec du papier d'aluminium.

2. Cuire le gâteau pendant 20 minutes. Découverte; incorporer au mélange de légumes. Cuire encore 15 à 20 minutes ou jusqu'à ce que les légumes soient croustillants et cuits. Incorporer le mélange de légumes. Saupoudrer le poisson du ¼ de cuillère à café de poivre restant; Déposer le poisson sur le mélange de légumes. Arroser avec 1 cuillère à soupe d'huile d'olive restante. Cuire au four de 8 à 10 minutes ou jusqu'à ce que le poisson se défasse à la fourchette.

3. Mélanger le persil, les feuilles d'aneth et le zeste de citron dans un petit bol. Pour servir, répartir le mélange poisson-légumes dans des assiettes. Verser la poêle sur le poisson et les légumes. Saupoudrer le mélange de persil sur le dessus.

VIVANEAU ROUGE AVEC REMOULADE ET TOMATES A LA CAJUN ET GOMBO

PREPARATION:Temps de cuisson 1 heure : 10 minutes Temps de cuisson : 8 minutes
Donne : 4 portions

CE PLAT DE POISSON SPECIALCELA PREND UN PEU DE TEMPS A PREPARER, MAIS LA SAVEUR RICHE EN VAUT LA PEINE. LA SAUCE REMOULADE - UNE SAUCE MAYONNAISE AROMATISEE A LA MOUTARDE, AU CITRON ET AUX SAVEURS CAJUN AVEC DU POIVRON ROUGE BROYE, DE L'OIGNON VERT ET DU PERSIL - PEUT ETRE PREPAREE LA VEILLE ET REFRIGEREE.

- 4 cuillères à soupe d'huile d'olive
- ½ tasse de pacanes finement hachées
- 2 cuillères à soupe de persil frais haché
- 1 cuillère à soupe de thym frais haché
- 2 filets de vivaneau de 8 onces, ½ pouce d'épaisseur
- 4 cuillères à café d'assaisonnement cajun (voir recette)
- ½ tasse d'oignon haché
- ½ tasse de poivron vert coupé en dés
- ½ tasse de céleri coupé en dés
- 1 cuillère à soupe d'ail haché
- 1 livre de gousses de gombo fraîches, coupées en tranches de 1 pouce (ou asperges fraîches, coupées en tranches de 1 pouce)
- 8 onces de tomates raisins ou cerises, coupées en deux
- 2 cuillères à café de thym frais haché
- Poivres noirs
- Rémoulade (voir recette à droite)

1. Faites chauffer 1 cuillère à soupe d'huile d'olive à feu moyen ou élevé. Ajouter les pacanes et griller environ 5 minutes ou jusqu'à ce qu'elles soient dorées et parfumées, en

remuant souvent. Transférer les pacanes dans un petit bol et laisser refroidir. Ajouter le persil et le thym et réserver.

2. Préchauffer le four à 400°F. Tapisser la plaque à pâtisserie de papier sulfurisé ou de papier d'aluminium. Placer les filets de vivaneau sur une plaque à pâtisserie, côté peau vers le bas, et saupoudrer les deux côtés avec 1 cuillère à café d'assaisonnement cajun. Badigeonner le filet de 2 cuillères à soupe d'huile d'olive avec un pinceau à pâtisserie. Étalez les noix de pécan uniformément sur le filet et pressez doucement les graines sur la surface du poisson pour les fixer. Si possible, couvrez toutes les zones exposées du filet de poisson avec des noix. Faites cuire le poisson pendant 8 à 10 minutes ou jusqu'à ce qu'il se détache facilement avec la pointe d'un couteau.

3. Faites chauffer la cuillère à soupe d'huile d'olive restante dans une grande poêle à feu moyen. Ajouter l'oignon, le poivron, le céleri et l'ail. Cuire et remuer pendant 5 minutes ou jusqu'à ce que les légumes soient croustillants et tendres. Ajouter le gombo tranché (ou les asperges, le cas échéant) et les tomates ; Cuire de 5 à 7 minutes ou jusqu'à ce que le gombo soit croustillant et tendre et que les tomates commencent à se séparer. Éteignez le feu et ajoutez le thym et le poivre noir. Servir les légumes avec le vivaneau et la rémoulade.

Rémoulade : Dans un robot culinaire, mélanger ½ tasse de poivron rouge haché, ¼ tasse d'ail haché et 2 cuillères à soupe de persil frais haché. Ajouter une tasse de Paleo Mayo (voir_recette_), un verre de moutarde à la Dijonnaise (voir_recette_), 1½ cuillères à café de jus de citron vert et cuillère à café d'assaisonnement cajun (voir<u>recette</u>). Pulser jusqu'à ce qu'ils soient combinés. Transférer dans un plat de service et laisser refroidir avant de servir. (La rémoulade peut être préparée 1 jour à l'avance et conservée au réfrigérateur.)

PAVE DE THON A L'ESTRAGON ET AÏLO BEURRE-CITRON

PREPARATION:25 minutes Cuisson : 6 minutes Préparation : 4 portionsIMAGE

IL Y AVAIT DU THON AVEC DU SAUMONA PARTIR D'ESPECES DE POISSONS RARES QUI PEUVENT ETRE HACHEES ET TRANSFORMEES EN HAMBURGERS. VEILLEZ A NE PAS TRANSFORMER LE THON DANS UN ROBOT CULINAIRE - UNE CUISSON EXCESSIVE DU POISSON LE RENDRA DIFFICILE.

- 1 kg de filet de thon frais ou surgelé sans peau
- 1 blanc d'oeuf, légèrement battu
- ¾ tasse de farine de lin doré
- 1 cuillère à soupe d'estragon frais ou d'aneth
- 2 cuillères à soupe de ciboulette fraîche hachée
- 1 cuillère à café de zeste de citron haché
- 2 cuillères à soupe d'huile de lin, d'huile d'avocat ou d'huile d'olive
- 1 avocat moyen, épépiné
- 3 cuillères à soupe de Paleo Mayo (voir recette)
- 1 cuillère à café de zeste de citron haché
- 2 cuillères à café de jus de citron frais
- 1 gousse d'ail, hachée
- 4 onces d'épinards (environ 4 tasses bien tassées)
- ⅓ tasse de vinaigre d'ail grillé (voir recette)
- 1 pomme Granny Smith, pelée et coupée en morceaux de la taille d'une allumette
- ¼ tasse de noix grillées hachées (voir conseils)

1. Décongelez le poisson si le poisson est congelé. Lavez le poisson; sécher avec une serviette en papier. Couper le poisson en morceaux d'un pouce et demi. Placer le poisson dans un robot culinaire; pulser marche/arrêt

pour hacher. (Faites attention à ne pas trop cuire ou les boulettes de viande durciront.) Mettez le poisson de côté.

2. Dans un bol moyen, fouetter ensemble les blancs d'œufs, ¼ tasse de farine de graines de lin, l'estragon, la ciboulette et le zeste de citron. Ajouter le poisson; Remuez doucement pour bien mélanger. Façonner le mélange de poisson en quatre galettes de ½ pouce d'épaisseur.

3. Placez la ½ tasse de farine de lin restante dans un plat peu profond. Tremper les galettes dans le mélange de graines de lin et aplatir.

4. Faire chauffer l'huile dans une très grande casserole à feu moyen. Faire frire le steak de thon dans l'huile chaude pendant 6 à 8 minutes, ou jusqu'à ce qu'un thermomètre à lecture instantanée inséré horizontalement dans le steak indique 160 ° F et se retourne à mi-parcours.

5. Dans un bol moyen, écraser le beurre à la fourchette pour faire l'aïoli. Ajouter la mayonnaise paléo, le zeste de citron, le jus de lime et l'ail. Mélanger jusqu'à ce que le tout soit bien mélangé et presque lisse.

6. Placer les épinards dans un bol moyen. Lancez la gloire du matin avec du vinaigre à l'ail grillé; jeter le manteau. Déposer un morceau de thon et un quart d'épinards sur une assiette de service pour chaque portion. Saupoudrer le thon d'aïoli sur le dessus. Garnir d'épinards avec des pommes et des noix. Sers immédiatement.

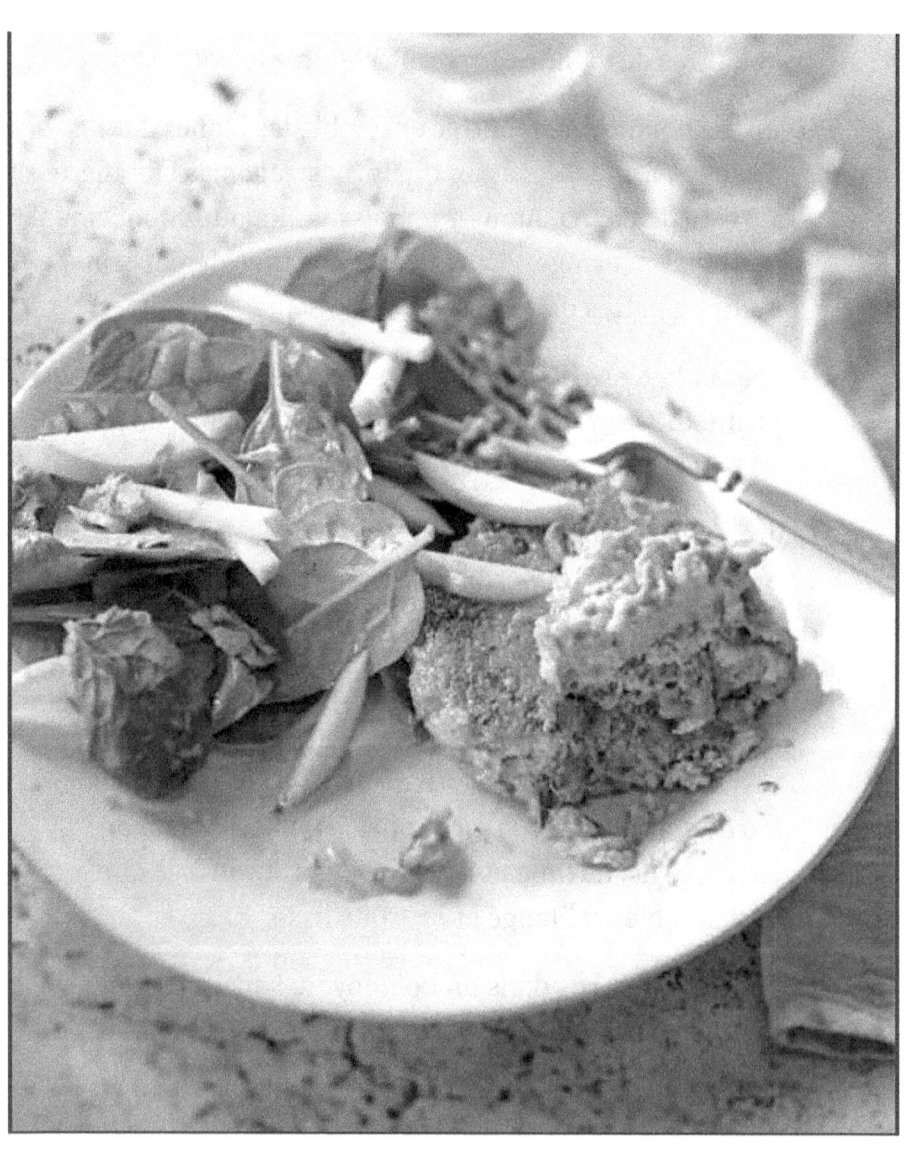

BANDE DE TAJINE BASSE

PREPARATION:50 minutes Refroidissement : 1 à 2 heures Cuisson : 22 minutes Cuisson : 25 minutes Donne : 4 portions

TAJINE EST UN MOTC'EST A LA FOIS UN TYPE DE NOURRITURE NORD-AFRICAINE (UN TYPE DE RAGOUT) ET UN TYPE DE MARMITE CONIQUE POUR CUISINER CE PLAT. SI VOUS N'EN AVEZ PAS, UN PLAT ALLANT AU FOUR AVEC UN COUVERCLE FERA L'AFFAIRE. LA CHERMOULA EST UNE EPAISSE PATE D'HERBES D'AFRIQUE DU NORD COURAMMENT UTILISEE COMME MARINADE POUR LE POISSON. SERVEZ CE POISSON COLORE AVEC UNE PUREE DE PATATES DOUCES OU DE CHOU-FLEUR.

- 4 filets de poisson, frais ou congelés, 6 onces, sans peau
- 1 botte de coriandre, hachée
- 1 cuillère à café de zeste de citron haché (jeté)
- ¼ tasse de jus de citron frais
- 4 cuillères à soupe d'huile d'olive
- 5 gousses d'ail, hachées
- 4 cuillères à café d'aneth
- 2 cuillères à café de poudre de piment doux
- 1 cuillère à café de coriandre
- ¼ cuillère à café d'anis moulu
- 1 gros oignon, pelé, coupé en deux et tranché finement
- 1 boîte de 15 onces de tomates en dés non salées et non salées
- ½ tasse de bouillon d'os de poulet (voir recette) ou bouillon de poulet non salé
- 1 gros poivron jaune, épépiné et coupé en lanières de ½ pouce
- 1 gros poivron orange, épépiné et coupé en lanières de 1 pouce

1. Décongelez le poisson si le poisson est congelé. Lavez le poisson; sécher avec une serviette en papier. Placer les

filets de poisson dans un plat de cuisson peu profond non métallique. Réserver le poisson.

2. Pour le chermouli, mélanger la coriandre, le jus de citron, 2 cuillères à soupe d'huile d'olive, 4 gousses d'ail hachées, le cumin, le paprika, la coriandre et l'anis étoilé dans un mélangeur ou un petit robot culinaire. Couvrir et traiter jusqu'à consistance lisse.

3. Placer la moitié des algues sur le dessus du poisson et retourner le poisson pour qu'il recouvre uniformément les deux côtés. Couvrir et réfrigérer pendant 1 à 2 heures. Couvrir avec le chermouli restant; Laisser reposer à température ambiante jusqu'à utilisation.

4. Préchauffer le four à 325°F. Faites chauffer les 2 cuillères à soupe d'huile restantes dans une grande casserole à feu moyen. Ajouter les oignons; Cuire et remuer pendant 4 à 5 minutes ou jusqu'à tendreté. Ajouter 1 gousse d'ail hachée restante pour faire frire; Cuire et remuer pendant 1 minute. Ajouter le chermouli réservé, les tomates, le bouillon d'os de poulet, les lanières de poivron et le zeste de citron. Bouilloire; hypothermie. Cuire à feu doux pendant 15 minutes. Transférer le mélange dans le tajine si désiré; poisson entier et chermoula restant du plat. couvrir; bouillir pendant 25 minutes. Sers immédiatement.

SAUMON AVEC SAUCE AUX CREVETTES A L'AIL AVEC SOFRITO DE BROCOLI

PREPARATION:30 minutes cuisson : 19 minutes Préparation : 4 portions

IL EXISTE PLUSIEURS SOURCES ET TYPES DE FLETAN DIFFERENTS,ET ILS PEUVENT ETRE DE QUALITE TRES DIFFERENTE ET CAPTURES DANS DES CONDITIONS TRES DIFFERENTES. LA RUSTICITE DU POISSON, L'ENVIRONNEMENT DANS LEQUEL VIT LE POISSON ET LES CONDITIONS D'ELEVAGE / DE PECHE SONT DES FACTEURS QUI DETERMINENT QUEL POISSON EST UN BON CHOIX POUR LA CONSOMMATION. VISITEZ LE SITE WEB DE L'AQUARIUM DE LA BAIE DE MONTEREY (WWW.SEAFOODWATCH.ORG) POUR LES DERNIERES INFORMATIONS SUR LE POISSON A MANGER ET CE QU'IL FAUT EVITER.

- 4 filets de flétan frais ou congelés de 6 onces, d'environ 1 pouce d'épaisseur
- Poivres noirs
- 6 cuillères à soupe d'huile d'olive extra vierge
- ½ tasse d'oignon haché
- ¼ tasse de poivron rouge coupé en dés
- 2 gousses d'ail, hachées
- ¾ cuillère à café de paprika fumé
- ½ cuillère à café d'origan frais haché
- 4 tasses de chou vert, tige, coupé en lanières de ¼ de pouce d'épaisseur (environ 12 onces)
- ⅓ tasse d'eau
- 8 onces de crevettes moyennes, décortiquées, déveinées et hachées
- 4 gousses d'ail finement tranchées
- ¼ de cuillère à café de piment rouge broyé
- ⅓ tasse de xérès sec
- 2 cuillères à soupe de jus de citron

¼ tasse de persil frais haché

1. Décongelez le poisson si le poisson est congelé. Lavez le poisson; sécher avec une serviette en papier. Saupoudrer le poisson de poivre. Faites chauffer 2 cuillères à soupe d'huile d'olive dans une grande casserole à feu moyen. Ajouter le filet; Cuire pendant 10 minutes ou jusqu'à ce qu'ils soient dorés et s'effritent à la fourchette, en les retournant une fois pendant la cuisson. Transférer le poisson sur un plateau tapissé de papier d'aluminium et le placer dans la tente pour le garder au chaud.

2. Pendant ce temps, faites chauffer 1 cuillère à soupe d'huile d'olive dans une autre grande poêle à feu moyen. Ajouter l'oignon, le poivron, 2 gousses d'ail hachées, le poivron et les feuilles d'origan; Cuire et remuer pendant 3 à 5 minutes ou jusqu'à tendreté. Mélanger les légumes et l'eau. Couvrir et cuire de 3 à 4 minutes ou jusqu'à ce que le liquide se soit évaporé et que les légumes soient tendres, en remuant de temps à autre. Couvrir et réserver au chaud jusqu'au moment de servir.

3. Ajoutez les 3 cuillères à soupe d'huile d'olive restantes dans la poêle que vous avez utilisée pour cuire le poisson à la sauce aux crevettes. Ajouter les crevettes, 4 gousses d'ail tranchées et le piment rouge broyé. Cuire et remuer pendant 2-3 minutes ou jusqu'à ce que l'ail commence à dorer. Ajouter les crevettes; Cuire jusqu'à ce que les crevettes soient fermes et roses, 2 à 3 minutes. Incorporer le xérès et le jus de citron. Cuire 1 à 2 minutes ou jusqu'à ce qu'il ait légèrement réduit. Incorporer le persil.

4. Répartir la pâte de crevettes en filets de Pallas. Servir avec des légumes verts.

SOUPE AUX FRUITS DE MER

DU DEBUT A LA FIN : 1 ¾ HEURES DONNE : 4 PORTIONS

COMME LE CIOPPINO ITALIEN, C'EST UN RAGOUT DE FRUITS DE MER FRANÇAISPOISSONS ET CRUSTACES SEMBLENT ETRE LA QUINTESSENCE DE LA PECHE DU JOUR, MELANGES DANS UNE MARMITE AVEC DE L'AIL, DES OIGNONS, DES TOMATES ET DU VIN. CEPENDANT, LA SAVEUR CARACTERISTIQUE DE LA BOUILLABAISSE EST UNE COMBINAISON DE SAFRAN, DE CUMIN ET D'ECORCE D'ORANGE.

- 1 livre de filets de flétan sans peau frais ou congelés, coupés en morceaux de 1 pouce
- 4 cuillères à soupe d'huile d'olive
- 2 tasses d'oignons hachés
- 4 gousses d'ail écrasées
- 1 tête de graines de fenouil, nettoyées et hachées
- 6 tomates Roma, hachées
- ¾ tasse de bouillon d'os de poulet (voir recette) ou bouillon de poulet non salé
- ¼ tasse de vin blanc sec
- 1 tasse d'oignon haché
- 1 tête d'aneth, épépinée et hachée finement
- 6 gousses d'ail, hachées
- 1 orange
- 3 tomates Roma, hachées finement
- 4 brins de safran
- 1 cuillère à soupe d'origan frais haché
- 1 kg de petites palourdes nettoyées et rincées
- 1 kg de moules débarrassées, nettoyées et rincées (voir conseils)
- Origan frais haché (facultatif)

1. Décongelez le flétan s'il est congelé. Lavez le poisson; sécher avec une serviette en papier. Réserver le poisson.

2. Faites chauffer 2 cuillères à soupe d'huile d'olive dans un four hollandais de 6 à 8 pintes à feu moyen. Ajouter 2 tasses d'oignon haché, 1 tête d'aneth et 4 gousses d'ail écrasées dans la casserole. Cuire de 7 à 9 minutes ou jusqu'à ce que l'oignon soit tendre, en remuant de temps en temps. Ajouter 6 tomates hachées et 1 tête d'aneth; cuire encore 4 minutes. Mettre le bouillon d'os de poulet et le vin blanc dans une casserole; laisser mijoter 5 minutes; laisser refroidir légèrement. Placer le mélange de légumes dans un mélangeur ou un robot culinaire. Couvrir et mélanger ou mélanger jusqu'à consistance lisse; mettre de côté.

3. Dans le même four hollandais, chauffer la cuillère à soupe d'huile d'olive restante à feu moyen. Ajouter 1 tasse d'oignon haché, 1 tête d'aneth haché et 6 gousses d'ail hachées. Cuire à feu moyen pendant 5 à 7 minutes ou jusqu'à ce qu'il soit presque cuit, en remuant souvent.

4. Couper le zeste d'orange en larges lanières avec un éplucheur de légumes ; mettre de côté. Ajouter la purée de légumes, 3 tomates hachées, le safran, l'origan et les lanières de zeste d'orange dans le faitout. Bouilloire; Réduire le feu pour maintenir un frémissement. Ajouter les palourdes, les moules et le poisson; Remuer délicatement pour bien enrober le poisson de sauce. Ajuster la chaleur au besoin pour maintenir un mijotage. Couvrir et laisser mijoter pendant 3 à 5 minutes, jusqu'à ce que les palourdes et les moules s'ouvrent à la fourchette et que le poisson commence à s'écailler. Pour servir, verser dans un bol peu profond. Saupoudrer plus d'origan sur le dessus si désiré.

CEVICHE DE CREVETTES CLASSIQUE

PREPARATION:20 minutes Cuisson : 2 minutes Refroidissement : 1 heure Attente : 30 minutes Donne : 3-4 portions

CE PLAT LATINO-AMERICAIN EST EXPLOSIFGOUT ET TEXTURE. DES CONCOMBRES ET DU CELERI CROQUANTS, DES AVOCATS COPIEUX, DES PIMENTS JALAPENOS EPICES ET DES CREVETTES DOUCES ET SUCREES SONT MELANGES AVEC DU JUS DE CITRON VERT ET DE L'HUILE D'OLIVE. DANS LE CEVICHE TRADITIONNEL, L'ACIDE CONTENU DANS LE JUS DE CITRON VERT FAIT BOUILLIR LES CREVETTES, MAIS UN PLONGEON RAPIDE DANS L'EAU BOUILLANTE NE PRESENTE AUCUN RISQUE POUR LA SECURITE ET N'AFFECTE PAS LA SAVEUR OU LA TEXTURE DES CREVETTES.

- 1 livre de crevettes fraîches ou congelées, décortiquées et déveinées, queues enlevées
- ½ concombre, pelé, épépiné et haché finement
- 1 tasse de céleri haché
- ½ petit oignon violet, haché
- 1-2 jalapeños, épépinés et hachés (voir<u>conseils</u>)
- ½ tasse de jus de citron frais
- 2 tomates Roma, hachées
- 1 avocat, coupé en deux, épépiné et coupé en dés
- ¼ tasse de coriandre fraîche hachée
- 3 cuillères à soupe d'huile d'olive
- ½ cuillère à café de poivre noir

1. Décongelez les crevettes si elles sont congelées. Décortiquer et déveiner les crevettes; enlever les queues. Lavez les crevettes; sécher avec une serviette en papier.

2. Remplissez une grande casserole à moitié avec de l'eau. Furoncles. Ajouter les crevettes à l'eau bouillante. Cuire à

découvert pendant 1 à 2 minutes ou jusqu'à ce que les crevettes deviennent opaques; Eaux usées. Rincez les crevettes sous l'eau froide et égouttez-les à nouveau. Hachez les crevettes.

3. Dans un très grand bol non réactif, mélanger les crevettes, les concombres, le céleri, l'oignon, les jalapeños et le jus de citron vert. Couvrir et réfrigérer pendant 1 heure en remuant une ou deux fois.

4. Mélanger les tomates, l'avocat, la coriandre, l'huile d'olive et le poivre noir. Couvrir et laisser reposer à température ambiante pendant 30 minutes. Remuez doucement avant de servir.

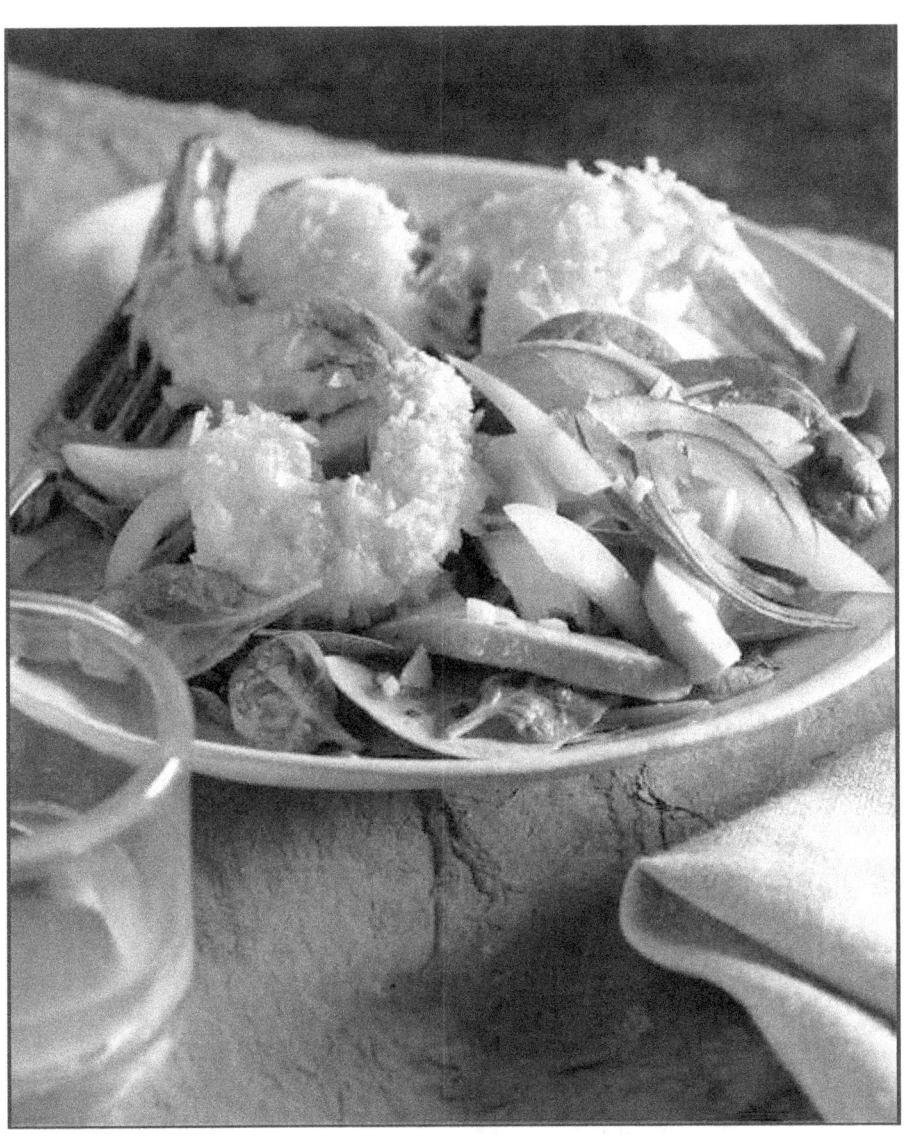

SALADE DE CREVETTES AUX EPINARDS A L'EAU DE COCO

PREPARATION:25 minutes Cuisson : 8 minutes Préparation : 4 portionsIMAGE

PRODUCTION COMMERCIALE DE BIDONS D'HUILE D'OLIVE EN SPRAYPEUT CONTENIR DES ALCOOLS DE CEREALES, DE LA LECITHINE ET DES PROPULSEURS - CE N'EST PAS UNE BONNE COMBINAISON SI VOUS VOULEZ MANGER DE VRAIS ALIMENTS PROPRES ET EVITER LES CEREALES, LES GRAISSES MALSAINES, LES LEGUMINEUSES ET LES PRODUITS LAITIERS. LE PULVERISATEUR D'HUILE UTILISE UNIQUEMENT DE L'AIR POUR PULVERISER DE L'HUILE FINE - PARFAIT POUR ENROBER LEGEREMENT LES CREVETTES DE CREME DE NOIX DE COCO AVANT LA CUISSON.

1½ livre de crevettes extra-larges fraîches ou congelées, décortiquées

Vaporisateur Misto plein d'huile d'olive extra vierge

2 oeufs

¾ tasse de noix de coco râpée non sucrée ou de noix de coco râpée

¾ tasse de farine d'amande

½ dl d'huile d'avocat ou d'huile d'olive

3 cuillères à soupe de jus de citron frais

2 cuillères à soupe de jus de citron frais

2 petites gousses d'ail, hachées

⅛ cuillère à café de piment rouge broyé

8 tasses d'épinards frais

1 avocat moyen, coupé en deux, dénoyauté, pelé et tranché finement

1 petit piment orange ou jaune, coupé en fines lanières

dl oignon violet tranché

1. Décongelez les crevettes si elles sont congelées. Décortiquez les crevettes, hachez-les, laissez la queue intacte. Lavez les

crevettes; sécher avec une serviette en papier. Préchauffer le four à 450 °F. Tapisser une grande plaque à pâtisserie de papier d'aluminium; enduisez légèrement le papier d'aluminium avec l'huile de pulvérisation de la bouteille Misto; mettre de côté.

2. Dans un bol peu profond, battre les œufs à la fourchette. Dans un autre bol peu profond, mélanger les farines de noix de coco et d'amandes. Tremper les crevettes dans les œufs et les retourner pour les enrober. Tremper la noix de coco dans le mélange, en appuyant sur la surface (en laissant la queue exposée). Disposez les crevettes en une seule couche sur la plaque à pâtisserie préparée. Essuyez la tête des crevettes avec l'huile en spray de la bouteille Misto.

3. Cuire de 8 à 10 minutes ou jusqu'à ce que les crevettes soient opaques et que la croûte soit légèrement dorée.

4. Pendant ce temps, dans un petit bocal à vis, mélanger l'huile d'avocat, le jus de citron vert, le jus de citron vert, l'ail et le piment rouge broyé pour faire la vinaigrette. Fermez le couvercle et secouez bien.

5. Pour la salade, répartissez les épinards dans quatre assiettes. Saupoudrer de beurre, de paprika, d'oignon rouge et de crevettes sur le dessus. Nappez de sauce et servez immédiatement.

CEVICHE DE CREVETTES TROPICALES ET PÉTONCLES

PRÉPARATION : Laisser mariner 20 minutes : 30 à 60 minutes Donne : 4 à 6 portions

FRAIS ET LEGER, LE CEVICHE EST UN EXCELLENT REPAS POUR UNE CHAUDE SOIREE D'ETE. AVEC CANTALOUP, MANGUE, PIMENT SERRANO, CUMIN ET VINAIGRETTE MANGUE-CITRON (VOIR<u>RECETTE</u>), C'ETAIT TRES DOUX AU DEBUT.

- 1 kg de pétoncles frais ou surgelés
- 1 kg de grosses crevettes fraîches ou surgelées
- 2 tasses de melons sucrés coupés en dés
- 2 mangues moyennes, dénoyautées, pelées et coupées en dés (environ 2 tasses)
- 1 tête d'aneth, parée, coupée en quatre, évidée et tranchée finement
- 1 poivron rouge moyen, haché (environ une tasse)
- 1-2 piments serrano, épépinés et tranchés finement, si désiré (voir<u>conseils</u>)
- ½ tasse de coriandre fraîche légèrement tassée, hachée
- 1 recette de vinaigrette mangue-citron (voir<u>recette</u>)

1. Décongeler les pétoncles et les crevettes s'ils sont congelés. Couper les pétoncles en deux horizontalement. Décortiquez les crevettes et coupez-les en deux horizontalement. Laver les pétoncles et les crevettes ; sécher avec une serviette en papier. Remplissez une grande casserole aux trois quarts avec de l'eau. Furoncles. Ajouter les crevettes et les pétoncles ; cuire 3 à 4 minutes ou jusqu'à ce que les crevettes et les pétoncles soient opaques ; Égoutter et rincer à l'eau froide pour refroidir rapidement. Bien égoutter et mettre de côté.

2. Dans un très grand bol, mélanger le melon, la mangue, le cumin, le poivron, le piment serrano et la coriandre.

Ajouter la vinaigrette mangue-citron; jeter délicatement dans la veste. Incorporer délicatement les crevettes et les pétoncles cuits. Laisser mariner au réfrigérateur pendant 30 à 60 minutes avant de servir.

CREVETTES JAMAÏCAINES A L'HUILE D'AVOCAT

DU DEBUT A LA FIN:Préparation : 4 portions en 20 minutes

SI VOUS AVEZ UN TOTAL DE 20 MINUTES A TABLE,CE PLAT EST UNE AUTRE RAISON IMPERIEUSE DE MANGER UN REPAS SAIN A LA MAISON, MEME LES SOIREES CHARGEES.

- 1 kg de crevettes moyennes fraîches ou surgelées
- 1 tasse de mangue pelée, hachée (1 moyenne)
- ⅓ tasse d'oignon violet finement tranché
- ¼ tasse de coriandre fraîche hachée
- 1 cuillère à soupe de jus de citron frais
- 2-3 cuillères à soupe d'assaisonnement jerk jamaïcain (voir recette)
- 1 cuillère à soupe d'huile d'olive extra vierge
- 2 cuillères à soupe d'huile d'avocat

1. Décongelez les crevettes si elles sont congelées. Dans un bol moyen, mélanger la mangue, l'oignon, la coriandre et le jus de lime.

2. Crevettes décortiquées, retirez le fil. Lavez les crevettes; sécher avec une serviette en papier. Placer les crevettes dans un bol moyen. Saupoudrer d'assaisonnement jerk jamaïcain; Remuer pour enrober les crevettes de tous les côtés.

3. Faites chauffer l'huile d'olive dans une grande poêle antiadhésive à feu moyen. Ajouter les crevettes; Cuire et remuer environ 4 minutes ou jusqu'à ce qu'il soit translucide. Verser un filet d'huile d'avocat sur les crevettes et servir avec le mélange de mangue.

CREVETTES SCAMPI AUX ÉPINARDS ET RADIS

PREPARATION:15 minutes Cuisson : 8 minutes Préparation : 3 portions

"SCAMPI" FAIT REFERENCE A UN PLAT DE RESTAURANT CLASSIQUEGROSSES CREVETTES FRITES OU FRITES AU BEURRE ET BEAUCOUP D'AIL ET DE CITRON. CETTE VERSION EPICEE A L'HUILE D'OLIVE EST APPROUVEE PAR LE PALEO ET ENRICHIE SUR LE PLAN NUTRITIONNEL PAR DU RADICCHIO INSTANTANE ET DES EPINARDS.

- 1 kg de grosses crevettes fraîches ou surgelées
- 4 cuillères à soupe d'huile d'olive extra vierge
- 6 gousses d'ail, hachées
- ½ cuillère à café de poivre noir
- ¼ tasse de vin blanc sec
- ½ tasse de persil frais haché
- ½ tête de radicchio, épépinée et hachée finement
- ½ cuillère à café de piment rouge broyé
- 9 tasses de pousses d'épinards
- Tranches de citrons

1. Décongelez les crevettes si elles sont congelées. Décortiquez les crevettes, hachez-les, laissez la queue intacte. Faites chauffer 2 cuillères à soupe d'huile d'olive dans une grande casserole à feu moyen. Ajouter les crevettes, 4 gousses d'ail hachées et le poivre noir. Cuire et remuer environ 3 minutes ou jusqu'à ce que les crevettes soient opaques. Transférer le mélange de crevettes dans un bol.

2. Ajouter le vin blanc dans la poêle. Cuire, en remuant, jusqu'à ce que l'ail brunisse au fond de la casserole. Verser le vin

sur les crevettes; jeter la moissonneuse-batteuse. Incorporer le persil. Couvrir lâchement de papier d'aluminium pour garder au chaud; mettre de côté.

3. Ajouter les 2 cuillères à soupe d'huile d'olive restantes, les 2 gousses d'ail hachées restantes, les radis et le poivron rouge broyé dans la poêle. Cuire et remuer à feu moyen pendant 3 minutes ou jusqu'à ce que les betteraves commencent à ramollir. Incorporer délicatement les épinards; Cuire et remuer pendant encore 1 à 2 minutes ou jusqu'à ce que les épinards soient juste flétris.

4. Pour servir, répartir le mélange d'épinards dans trois assiettes. Garnir du mélange de crevettes. Servir avec des crevettes et des verts pressés au citron.

SALADE DE CRABE A L'AVOCAT, PAMPLEMOUSSE ET HARICOTS

DU DEBUT A LA FIN:Préparation : 4 portions en 30 minutes

LE SURLONGE OU LE FILET MIGNON EST LE MEILLEURPOUR CETTE SALADE. LES GROS MORCEAUX DE CHAIR DE CRABE COMPRENNENT DE GROS MORCEAUX QUI S'INTEGRENT PARFAITEMENT DANS LES SALADES. LA NAGEOIRE DORSALE EST UN MELANGE DE MORCEAUX DE CHAIR DE CRABE ET DE PETITS MORCEAUX DE CRABE. BIEN QUE LES NAGEOIRES POSTERIEURES SOIENT PLUS PETITES QUE CELLES DES GRANDS CRABES, ELLES FONCTIONNENT BIEN. BIEN SUR, LE CRABE FRAIS EST LE MEILLEUR, MAIS LE CRABE CONGELE DECONGELE EST UN BON CHOIX.

- 6 tasses de pousses d'épinards
- ½ tapioca moyen, pelé et haché*
- 2 pamplemousses roses ou rubis, pelés, épépinés, émincés**
- 2 petits avocats, coupés en deux
- 1 livre de steak ou de surlonge
- Sauce basilic-pamplemousse (voir recette à droite)

1. Répartir les épinards dans quatre assiettes. Ajouter le jicama, la pulpe de pamplemousse et le jus réservé, l'avocat et la chair de crabe. Versez la sauce au basilic.

Vinaigrette au basilic et au pamplemousse : combiner ⅓ tasse d'huile d'olive extra vierge dans un couvercle à vis ; ¼ tasse de jus de pamplemousse frais; 2 cuillères à soupe de jus d'orange frais; ½ petite échalote finement hachée; 2 cuillères à soupe de basilic frais haché; ¼ cuillère à café de piment rouge broyé; et ¼ de cuillère à café de poivre noir. Fermez le couvercle et secouez bien.

*Astuce : L'éplucheur de Julienne coupe rapidement les petits pois en fines lanières.

**Astuce : couper un pamplemousse en coupant une tranche du haut et du bas du fruit. Placez-le verticalement sur la surface de travail. Couper les fruits en tronçons de haut en bas, en suivant le cercle du fruit pour enlever la peau en lanières. Tenez le fruit au-dessus d'un bol et utilisez un couteau à éplucher pour couper des bords de chaque tranche au centre du fruit pour libérer les graines des graines. Mettez les morceaux dans un bol avec le jus accumulé. Ne jetez pas les peluches.

SOUPE CAJUN DE QUEUE DE HOMARD A L'AÏLO A L'ESTRAGON

PRÉPARATION:20 minutes Cuisson : 30 minutes Préparation : 4 portionsIMAGE

POUR UN DINER ROMANTIQUE A DEUXCETTE RECETTE EST TRES FACILE A COUPER EN DEUX. COUPEZ LA CARAPACE DE LA QUEUE DE HOMARD AVEC DES CISEAUX DE CUISINE TRANCHANTS POUR REVELER LA RICHESSE DE LA SAVEUR.

- 2 recettes d'assaisonnement cajun (voirrecette)
- 12 gousses d'ail, pelées et divisées
- 2 citrons, coupés en deux
- 2 grosses carottes, pelées
- 2 branches de céleri, pelées
- 2 oignons à l'aneth, tranchés finement
- 1 kg de champignons entiers
- 4 queues de homard du Maine 7-8 oz
- 4 bâtons de bambou de 8 pouces
- ½ tasse de Paleo Asoli (mayo à l'ail) (voirrecette)
- ¼ tasse de moutarde style Dijon (voirrecette)
- 2 cuillères à soupe d'estragon ou de persil frais haché

1. Placez 6 tasses d'eau, l'assaisonnement cajun, l'ail et le citron dans une casserole de 8 pintes. Bouilloire; bouillir pendant 5 minutes. Réduire le feu pour porter le liquide à ébullition.

2. Coupez les carottes et le céleri en quatre parties horizontalement. Ajouter les carottes, le céleri et le cumin au liquide. Couvrir et cuire 10 minutes. Plus de champignons ; couvrir et cuire 5 minutes. Déposer les légumes sur une assiette de service; Garder au chaud.

3. En commençant par la queue de chaque homard, insérez une brochette entre la chair et la carapace, presque à travers la queue. (Cela empêchera la queue de s'enrouler pendant la cuisson.) Réduire le feu. Cuire les queues de homard dans de l'eau bouillante pendant 8 à 12 minutes, ou jusqu'à ce que les carapaces soient rouge vif lorsqu'on les pique avec une fourchette et que la chair soit tendre. Retirer le homard de l'eau bouillante. Utilisez un torchon pour couper les queues de homard, puis retirez-les et jetez-les.

4. Dans un petit bol, mélanger l'aïoli paléo, la moutarde de Dijon et l'estragon. Servi avec homard et légumes.

MOULES AU FOUR A L'AÏOL DE CURCUMA

DU DEBUT A LA FIN : 1H15 DONNE : 4 PORTIONS

C'EST DE LA MUSIQUE CLASSIQUE FRANÇAISEPALOURDES ET HERBES CUITES A LA VAPEUR AVEC DU VIN BLANC, SERVIES AVEC DES POMMES DE TERRE CROUSTILLANTES. RETIRER LES PALOURDES QUI NE SE DECORTIQUENT PAS AVANT LA CUISSON ET LES PALOURDES QUI N'OUVRENT PAS LA BOUCHE APRES LA CUISSON.

POMMES DE TERRE AU RADIS JAUNE
- 1½ livre de betteraves jaunes, pelées et coupées en 3 bandes de julienne de ¼ de pouce
- 3 cuillères à soupe d'huile d'olive
- 2 gousses d'ail, hachées
- ¼ cuillère à café de poivre noir
- ⅛ cuillère à café de poivre de Cayenne

AÏOLI AU SAFRAN
- ⅓ tasse de Paleo Asoli (mayo à l'ail) (voir recette)
- ⅛ cuillère à café de fil de safran finement moulu

GARÇON
- 4 cuillères à soupe d'huile d'olive
- ½ tasse de ciboulette hachée
- 6 gousses d'ail, hachées
- ¼ cuillère à café de poivre noir
- 3 verres de vin blanc sec
- 3 gros brins de persil plat
- 4 kg de moules nettoyées et hachées*
- ¼ tasse de persil italien frais haché (feuilles plates)
- 2 cuillères à soupe d'estragon frais haché (facultatif)

1. Préchauffer le four à 450 °F pour rôtir les betteraves. Faire tremper les tranches de radis jaunes dans de l'eau froide, couvrir et réfrigérer 30 minutes; Égoutter et sécher avec une serviette en papier.

2. Tapisser une grande plaque à pâtisserie de papier sulfurisé. Placer les navets dans un très grand bol. Mélangez 3 cuillères à soupe d'huile d'olive, 2 gousses d'ail hachées, ¼ de cuillère à café de poivre noir et du poivre de Cayenne dans un petit bol; saupoudrer de persil et mélanger. Répartir uniformément les radis dorés sur la plaque à pâtisserie préparée. Cuire au four de 30 à 35 minutes ou jusqu'à ce qu'ils soient tendres et commencent à dorer, en remuant de temps en temps.

3. Pour faire l'aïoli, combiner l'aïoli paléo et le safran dans un petit bol. Couvrir et réfrigérer jusqu'au moment de servir.

4. Pendant ce temps, faites chauffer 4 cuillères à soupe d'huile d'olive dans une poêle de 6 à 8 pintes ou un four hollandais à feu moyen. Ajouter les échalotes, 6 gousses d'ail et ¼ de cuillère à café de poivre noir; Cuire environ 2 minutes ou jusqu'à ce qu'ils soient tendres et dorés, en remuant souvent.

5. Ajouter le vin et les brins de persil dans la marmite; Furoncles. Ajouter les palourdes et remuer quelques fois. Couvrir et cuire à la vapeur pendant 3 à 5 minutes ou jusqu'à ce que la coquille s'ouvre, en remuant deux fois. Jeter les palourdes qui n'ouvrent pas la bouche.

6. À l'aide de grosses coquilles, transférer les moules dans la mijoteuse. Retirer et jeter les brins de persil du liquide de

cuisson; Versez de l'eau bouillante sur les moules. Si désiré, saupoudrer de persil haché et d'estragon. Servir immédiatement avec des frites et un aïoli au safran.

*Astuce : Cuire les moules le jour où vous les achetez. Si vous utilisez des palourdes sauvages, faites-les tremper dans un bol d'eau froide pendant 20 minutes pour rincer le sable et le gravier. (Ceci n'est pas nécessaire pour les moules d'élevage.) Nettoyez chaque moule avec une brosse dure sous l'eau courante froide. Moules environ 10-15 minutes avant la cuisson. Les antennes sont une petite collection de fibres qui dépassent de l'écorce. Retirez la barbe en la saisissant entre le pouce et l'index et en la tirant vers la charnière. (Cette méthode ne tuera pas les palourdes.) Vous pouvez également utiliser des pinces ou des pincettes pour attraper le poisson. Assurez-vous que chaque coquille de palourde est bien scellée. Si le boîtier est déjà ouvert, tapotez doucement la surface. Retirez les palourdes écailleuses en quelques minutes. Jetez les palourdes dont la coquille est fissurée ou endommagée.

NOIX DE SAINT-JACQUES POELEES A LA BETTERAVE

DU DEBUT A LA FIN:Préparation : 4 portions en 30 minutesIMAGE

POUR OBTENIR UNE BELLE CROUTE DOREE,AVANT DE PLACER LES PETONCLES DANS LA POELE, ASSUREZ-VOUS QUE LA SURFACE DES PETONCLES EST SECHE ET QUE LA POELE EST CHAUDE. LAISSEZ EGALEMENT CUIRE LES PETONCLES 2-3 MINUTES SANS REMUER ET VERIFIEZ BIEN AVANT DE RETOURNER.

- 1 kg de pétoncles frais ou surgelés, séchés avec du papier absorbant
- 3 radis moyens, pelés et hachés finement
- ½ pomme Granny Smith, pelée et coupée en dés
- 2 jalapeños, tige, graines et haché finement (voirconseils)
- ¼ tasse de coriandre fraîche hachée
- 2 cuillères à soupe d'oignon rouge haché
- 4 cuillères à soupe d'huile d'olive
- 2 cuillères à soupe de jus de citron frais
- poivre blanc

1. Décongelez les huîtres si elles sont congelées.

2. Dans un bol moyen, mélanger les betteraves, les pommes, les jalapeños, la coriandre, l'oignon, 2 cuillères à soupe d'huile d'olive et le jus de citron. Mélanger. Réserver le temps de préparer les pétoncles.

3. Lavez les pétoncles; sécher avec une serviette en papier. Dans une grande casserole, chauffer les 2 cuillères à soupe d'huile d'olive restantes à feu moyen. Ajouter les pétoncles; Cuire au four de 4 à 6 minutes ou jusqu'à ce

que le dessus soit doré et légèrement opaque. Saupoudrer légèrement les Saint-Jacques de poivre blanc.

4. Pour servir, répartir uniformément l'assaisonnement à la betterave sur une assiette de service. garni de pétoncles. Sers immédiatement.

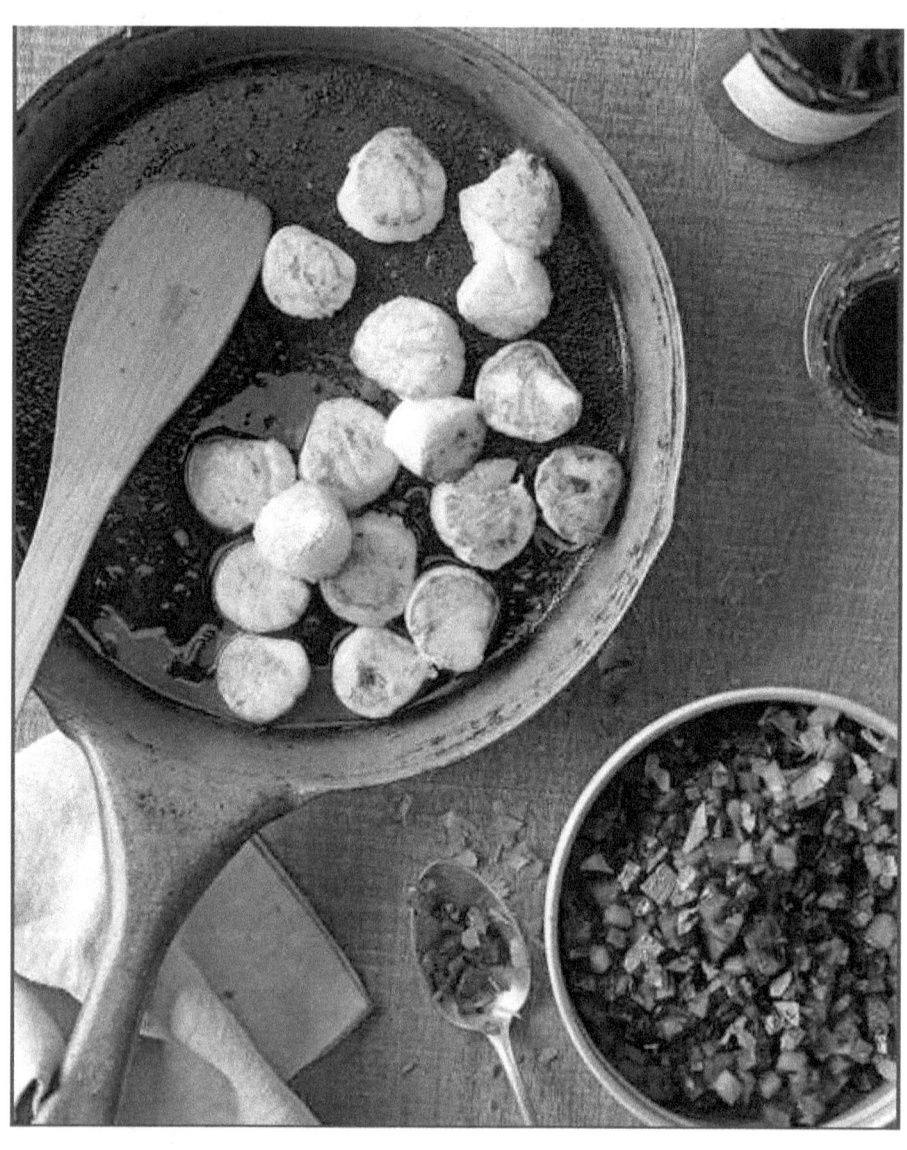

PÉTONCLES GRILLES AVEC SALSA DE CONCOMBRE ET ANETH

PREPARATION : 35 minutes refroidissement : 1-24 heures cuisson : 9 minutes préparation : 4 portions

VOICI UNE ASTUCE POUR L'AVOCAT PARFAIT : ACHETEZ-LES LORSQU'ILS SONT FRAIS ET FERMES, PUIS FAITES-LES CUIRE SUR LA CUISINIERE PENDANT QUELQUES JOURS JUSQU'A CE QU'ILS SOIENT UN PEU FONDUS LORSQUE VOUS LES PRESSEZ LEGEREMENT AVEC VOTRE DOIGT. S'ILS SONT FERMES ET MURS, ILS NE BRUNIRONT PAS LORSQU'ILS SERONT TRANSPORTES DU MARCHE.

- 12 ou 16 pétoncles frais ou surgelés (1¼ à 1¾ livres au total)
- ¼ tasse d'huile d'olive
- 4 gousses d'ail, hachées
- 1 cuillère à café de poivre noir fraîchement moulu
- 2 courgettes moyennes, coupées et coupées en deux sur la longueur
- ½ concombre moyen, coupé en deux dans le sens de la longueur et tranché finement horizontalement
- 1 avocat moyen, coupé en deux, épépiné, pelé et coupé en dés
- 1 tomate moyenne, épépinée et hachée
- 2 cuillères à café de menthe fraîche hachée
- 1 cuillère à café d'aneth frais haché

1. Décongelez les huîtres si elles sont congelées. Rincer les pétoncles à l'eau froide; sécher avec une serviette en papier. Dans un grand bol, mélanger 3 cuillères à soupe d'huile, l'ail et ¾ de cuillère à café de poivre. Ajouter les pétoncles; jeter délicatement dans la veste. Couvrir et réfrigérer pendant au moins 1 heure ou jusqu'à 24 heures, en remuant de temps en temps.

2. Badigeonner les moitiés de courgettes avec la cuillère à soupe d'huile restante; Saupoudrer du ¼ de cuillère à café de poivre restant.

3. Retirer les pétoncles, jeter la sauce. Enfilez deux bâtonnets de 10 à 12 pouces à travers chaque pétoncle, en utilisant 3 ou 4 pétoncles par paire, en laissant un espace de ½ pouce entre les pétoncles.* (Enfiler les pétoncles sur deux bâtons aide à les maintenir stables pendant la cuisson et le retournement.)

4. Pour un gril au charbon de bois ou au gaz, placez les pétoncles et les moitiés de courgette sur une plaque à pâtisserie directement à feu moyen.** Couvrir et cuire jusqu'à ce que les pétoncles soient opaques et que les courgettes soient tendres, en les retournant à mi-cuisson. fruits pendant la cuisson. 6-8 minutes pour les pétoncles et 9-11 minutes pour les courgettes.

5. Pendant ce temps, pour la salsa, combiner le concombre, l'avocat, la tomate, la menthe et le cumin dans un bol moyen. Remuer doucement pour combiner. Déposer 1 pétoncle dans chacune des 4 assiettes de service. Coupez les courgettes en deux en diagonale et placez-les sur une assiette avec les pétoncles. Répartir uniformément le mélange de concombre sur les pétoncles.

*Conseil : si vous utilisez des brochettes en bois, faites-les tremper dans une grande quantité d'eau pendant 30 minutes avant de les utiliser.

**Gâteau : Préparez selon les instructions de l'étape 3. Placer les pétoncles et les moitiés de courgette sur la grille non chauffée de la lèchefrite. Faire griller 4 à 5 pouces à feu vif jusqu'à ce que les pétoncles soient opaques et que les courgettes soient tendres, en les retournant à mi-cuisson. 6-8 minutes pour les pétoncles et 10-12 minutes pour les courgettes.

PÉTONCLES FRITS AVEC SAUCE TOMATE, HUILE D'OLIVE ET HERBES

PRÉPARATION : 20 minutes   Cuisson : 4 minutes   Préparation : 4 portions

LA SAUCE RESSEMBLE PRESQUE A DU VINAIGRE CHAUD. L'HUILE D'OLIVE, LES TOMATES FRAICHES HACHEES, LE JUS DE CITRON VERT ET LES HERBES SONT MELANGES ET LEGEREMENT CHAUFFES - JUSTE ASSEZ POUR QUE LES SAVEURS SE MELANGENT - ET SERVIS AVEC DES PETONCLES BRUNS ET UNE SALADE DE TOURNESOL CROUSTILLANTE.

PÉTONCLES ET SAUCE

- 1-1½ kg de gros pétoncles frais ou surgelés (environ 12)
- 2 grosses tomates Roma, pelées, * épépinées et hachées finement
- ½ tasse d'huile d'olive
- 2 cuillères à soupe de jus de citron frais
- 2 cuillères à soupe de basilic frais haché
- 1-2 cuillères à café de ciboulette hachée
- 1 cuillère à soupe d'huile d'olive

SALADE

- 4 tasses de pousses de tournesol
- 1 citron, coupé en tranches
- Huile d'olive non raffinée

1. Décongelez les huîtres si elles sont congelées. Pétoncles lavés ; séché. Le bord.

2. Pour la sauce, mélanger les tomates, ½ tasse d'huile d'olive, le jus de citron, le basilic et la ciboulette dans une petite casserole ; mettre de côté.

3. Faites chauffer 1 cuillère à soupe d'huile d'olive dans une grande casserole à feu moyen. Ajouter les pétoncles; Cuire pendant 4 à 5 minutes ou jusqu'à ce qu'ils soient dorés et opaques, en retournant à mi-cuisson.

4. Placer les pousses de laitue dans une assiette. Pressez des tranches de citron sur les pousses et arrosez d'un peu d'huile d'olive. Lancez pour vous connecter.

5. Faites chauffer la sauce à feu doux; ne pas faire bouillir. Verser la sauce au centre de l'assiette; Garnir de 3 pétoncles. Servi avec salade de pousses.

*Astuce : Peler délicatement les tomates en les laissant tomber dans l'eau bouillante pendant 30 secondes à 1 minute ou jusqu'à ce que la peau commence à se séparer. Retirez les tomates de l'eau de cuisson et placez-les immédiatement dans un bol d'eau glacée pour empêcher les tomates de mûrir. Lorsque les tomates sont suffisamment froides pour être manipulées, pelez-les.

CHOU-FLEUR GRILLE A L'ANETH ET AUX OIGNONS

PREPARATION:15 minutes Temps de préparation : 25 minutes Préparation : 4 portionsIMAGE

IL Y A QUELQUE CHOSE DE PARTICULIEREMENT INTRIGUANT A CE SUJETDE LA COMBINAISON RUSTIQUE DE CHOU-FLEUR ROTI ET D'ANETH. CE PLAT CONTIENT LA DOUCEUR DES RAISINS SECS. SI VOUS LE SOUHAITEZ, VOUS POUVEZ LE RECHAUFFER UN PEU A L'ETAPE 2 AVEC ¼-½ CUILLERES A CAFE DE PIMENT ROUGE BROYE, DE CUMIN ET DE GROSEILLES.

3 cuillères à soupe d'huile de noix de coco non raffinée

1 chou-fleur moyen, coupé en bouquets (4-5 tasses)

2 têtes d'aneth, hachées

1½ tasses d'oignons perlés surgelés, décongelés et égouttés

¼ tasse de raisins secs

2 cuillères à café de graines de cumin

Aneth frais haché (facultatif)

1. Faites chauffer l'huile de noix de coco dans une très grande casserole à feu moyen. Ajouter le chou-fleur, l'aneth et les oignons. Couvrir et cuire 15 minutes en remuant de temps en temps.

2. Réduire le feu à moyen-doux. Ajouter les raisins et le cumin dans la poêle; Cuire, à découvert, environ 10 minutes ou jusqu'à ce que le chou-fleur et le cumin soient tendres et dorés. Garnir d'aneth si désiré.

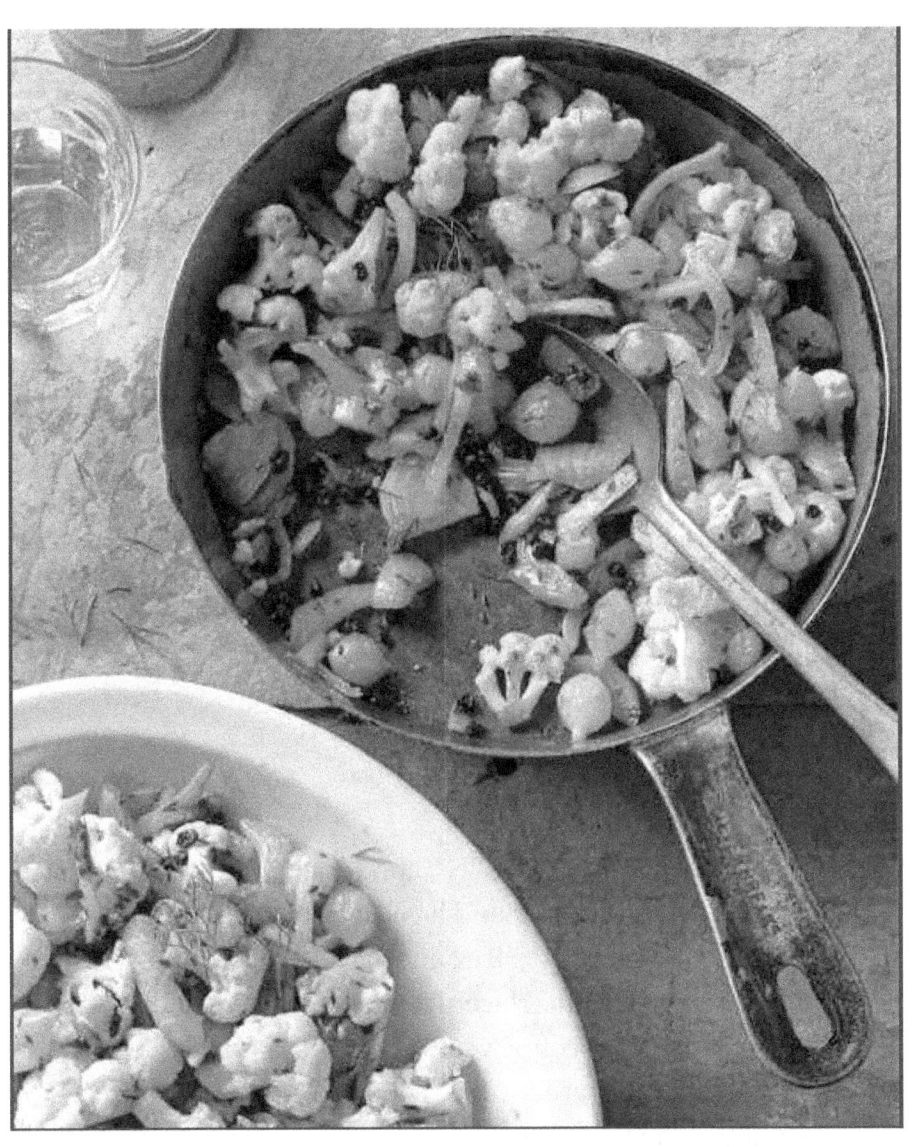

SAUCE EPAISSE AUX AUBERGINES AVEC COURGE SPAGHETTI

PREPARATION:30 minutes cuisson : 50 minutes refroidissement : 10 minutes cuisson : 10 minutes Préparation : 4 portions

CE DELICIEUX PLAT D'ACCOMPAGNEMENT EST TRES FACILE A PREPARERCOMME PLAT PRINCIPAL. AJOUTEZ ENVIRON 1 LIVRE DE BŒUF OU DE BISON CUIT AU MELANGE D'AUBERGINES ET DE TOMATES APRES L'AVOIR MELANGE LEGEREMENT AVEC LA PUREE DE POMMES DE TERRE.

- 1 courge spaghetti de 2-2½ kg
- 2 cuillères à soupe d'huile d'olive
- 1 tasse d'aubergines hachées, pelées
- ¾ tasse d'oignon haché
- 1 petit poivron rouge, haché (½ tasse)
- 4 gousses d'ail, hachées
- 4 tomates rouges mûres moyennes, pelées et hachées, si désiré (environ 2 tasses)
- ½ tasse de basilic frais haché

1. Préchauffer le four à 375°F. Tapisser un petit plat allant au four de papier sulfurisé. La courge spaghetti est coupée horizontalement. Utilisez une grande cuillère pour retirer les graines et le fil. Placer les moitiés de citrouille tranchées, côté coupé vers le bas, sur la plaque à pâtisserie préparée. Cuire à découvert pendant 50 à 60 minutes ou jusqu'à ce que la courge soit bien cuite. Laisser refroidir sur une grille pendant environ 10 minutes.

2. Pendant ce temps, chauffer l'huile d'olive dans une grande casserole à feu moyen. Ajouter l'oignon, l'aubergine et le poivron; Cuire de 5 à 7 minutes ou jusqu'à ce que les

légumes soient tendres, en remuant de temps à autre. Ajouter l'ail; cuire et remuer encore 30 secondes. Ajouter les tomates; cuire de 3 à 5 minutes ou jusqu'à ce que les tomates soient tendres, en remuant de temps à autre. Mélangez doucement le mélange pendant que vous écrasez les pommes de terre. Incorporer la moitié du basilic. Couvrir et cuire 2 minutes.

3. Utilisez une manique ou une serviette pour tenir les moitiés de citrouille. À l'aide d'une fourchette, gratter la chair de citrouille dans un bol moyen. Répartir la courge dans quatre assiettes de service. Napper de sauce. Saupoudrer le reste de basilic sur le dessus.

CHAMPIGNONS FARCIS AUX PORTOBELLOS

PREPARATION:35 minutes ébullition : 20 minutes cuisson : 7 minutes Donne : 4 portions

LE PORTOBELLO LE PLUS FRAISCHERCHEZ DES CHAMPIGNONS ENCORE INTACTS. LES EXTREMITES ONT L'AIR MOUILLEES, MAIS PAS MOUILLEES NI NOIRES, AVEC UN BON ESPACE ENTRE ELLES. LORSQUE VOUS SOUHAITEZ PREPARER TOUS LES CHAMPIGNONS POUR LA CUISSON, ESSUYEZ-LES AVEC UNE SERVIETTE EN PAPIER LEGEREMENT HUMIDE. NE FAITES JAMAIS TREMPER OU TREMPER LES CHAMPIGNONS DANS L'EAU - ILS ABSORBENT BIEN ET DEVIENNENT COLLANTS ET AQUEUX.

- 4 gros champignons portobello (environ 1 kg au total)
- ¼ tasse d'huile d'olive
- 1 cuillère à soupe d'arôme de fumée (voir recette)
- 2 cuillères à soupe d'huile d'olive
- ½ tasse de ciboulette hachée
- 1 cuillère à soupe d'ail haché
- 1 livre de bette à carde, équeutée et hachée finement (environ 10 tasses)
- 2 cuillères à café d'épices méditerranéennes (voir recette)
- ½ tasse de radis hachés

1. Préchauffer le four à 400°F. Retirez la tige du champignon et conservez-la pour l'étape 2. Utilisez le bout d'une spatule pour gratter le capuchon; refuser de porter Placer les têtes de champignons dans un plat de cuisson rectangulaire de 3 pintes; Badigeonner les deux côtés des champignons avec ¼ tasse d'huile d'olive. Tourner les chapeaux des champignons de manière à ce que le bord du corps soit tourné vers le haut ; saupoudrer d'épices fumées. Couvrir le plat de cuisson avec du papier

d'aluminium. Cuire à couvert pendant environ 20 minutes ou jusqu'à ce qu'ils soient cuits.

2. Pendant ce temps, hachez les pieds des champignons et réservez; mettre de côté. Pour les radis, retirez les côtes épaisses des feuilles et jetez-les. Hacher les feuilles de radis.

3. Faites chauffer 2 cuillères à soupe d'huile d'olive dans une très grande casserole à feu moyen. Ajouter la ciboulette et l'ail; Porter à ébullition et remuer pendant 30 secondes. Ajouter les tiges de champignons hachées, la bette à carde hachée et l'assaisonnement méditerranéen. Cuire à découvert pendant 6 à 8 minutes ou jusqu'à ce que les betteraves soient tendres, en remuant de temps en temps.

4. Répartir le mélange de chou entre les têtes de champignons. Dans le plat allant au four, versez le liquide restant sur les champignons farcis. Garnir de radis hachés.

RADICCHIO ROTI

PREPARATION:20 minutes cuisson : 15 minutes Préparation : 4 portions

LE RADICCHIO EST LE PLUS SOUVENT CONSOMMEDANS LE CADRE D'UNE SALADE POUR AJOUTER DE L'AMERTUME AUX LEGUMES VERTS, MAIS IL PEUT EGALEMENT ETRE CUIT AU FOUR OU GRILLE ENTIER. UNE LEGERE AMERTUME EST CARACTERISTIQUE DU RADICCHIO, MAIS VOUS NE VOULEZ PAS QU'IL SOIT TROP FORT. RECHERCHEZ DES TETES PLUS PETITES AVEC DES FEUILLES QUI ONT L'AIR FRAICHES ET CROUSTILLANTES, NON FANEES. LA POINTE DE LA COUPE PEUT ETRE LEGEREMENT BRUNE, MAIS LA MAJORITE DOIT ETRE BLANCHE. DANS CETTE RECETTE, UN PEU DE VINAIGRE BALSAMIQUE AJOUTE DE LA DOUCEUR AVANT DE SERVIR.

2 grosses têtes de radicchio

¼ tasse d'huile d'olive

1 cuillère à café d'épices méditerranéennes (voir recette)

¼ tasse de vinaigre balsamique

1. Préchauffer le four à 400°F. Coupez les radis en quartiers en laissant une partie du cœur (vous devriez avoir 8 tranches). Badigeonnez les côtés coupés des tranches de radicchio d'huile d'olive. Placer les tranches coupées face vers le bas sur une plaque à pâtisserie; Saupoudrer d'épices méditerranéennes.

2. Cuire au four environ 15 minutes ou jusqu'à ce que le radicchio soit flétri, en le retournant à mi-cuisson. Disposer le radicchio sur une assiette de service. Arroser de vinaigre balsamique; sers immédiatement.

ANETH GRILLE AU VINAIGRE D'ORANGE

PREPARATION:25 minutes de cuisson : 25 minutes de cuisson : 4 portions

ÉCONOMISEZ DU VINAIGRE SUPPLEMENTAIRE POUR LES JETEREN SALADE OU AVEC DU PORC GRILLE, DE LA VOLAILLE OU DU POISSON. CONSERVEZ LES RESTES DE VINAIGRE DANS UN RECIPIENT HERMETIQUE AU REFRIGERATEUR JUSQU'A 3 JOURS.

6 cuillères à soupe d'huile d'olive extra vierge et plus pour badigeonner

1 gros aneth, paré, évidé et tranché (réserver pour la garniture si désiré)

1 oignon rouge, tranché

½ orange coupée en fines tranches

½ tasse de jus d'orange

2 cuillères à soupe de vinaigre blanc ou de vinaigre de champagne

2 cuillères à soupe de cidre

1 cuillère à café de graines de cumin

1 cuillère à café de zeste d'orange haché

½ cuillère à café de moutarde de Dijon (voir_recette_)

Poivres noirs

1. Préchauffer le four à 425°F. Graisser légèrement une grande plaque à pâtisserie avec de l'huile d'olive. Placer l'aneth, l'oignon et les tranches d'orange sur une plaque à pâtisserie; arroser de 2 cuillères à soupe d'huile d'olive. Mélanger délicatement les légumes dans l'huile pour les enrober.

2. Cuire les légumes au four pendant 25 à 30 minutes ou jusqu'à ce qu'ils soient tendres et légèrement dorés, en les retournant à mi-cuisson.

3. Pendant ce temps, pour le vinaigre d'orange, mettre le jus d'orange, le vinaigre, le cidre, les graines de fenouil, le zeste d'orange, la moutarde de Dijon et le piment de la Jamaïque dans un mélangeur. Avec le mélangeur en marche, ajoutez lentement les 4 cuillères à soupe d'huile d'olive restantes en un mince filet. Continuez à remuer jusqu'à ce que le vinaigre épaississe.

4. Mettez les légumes dans une assiette. Arrosez les légumes de vinaigre. Garnir de feuilles d'aneth si désiré.

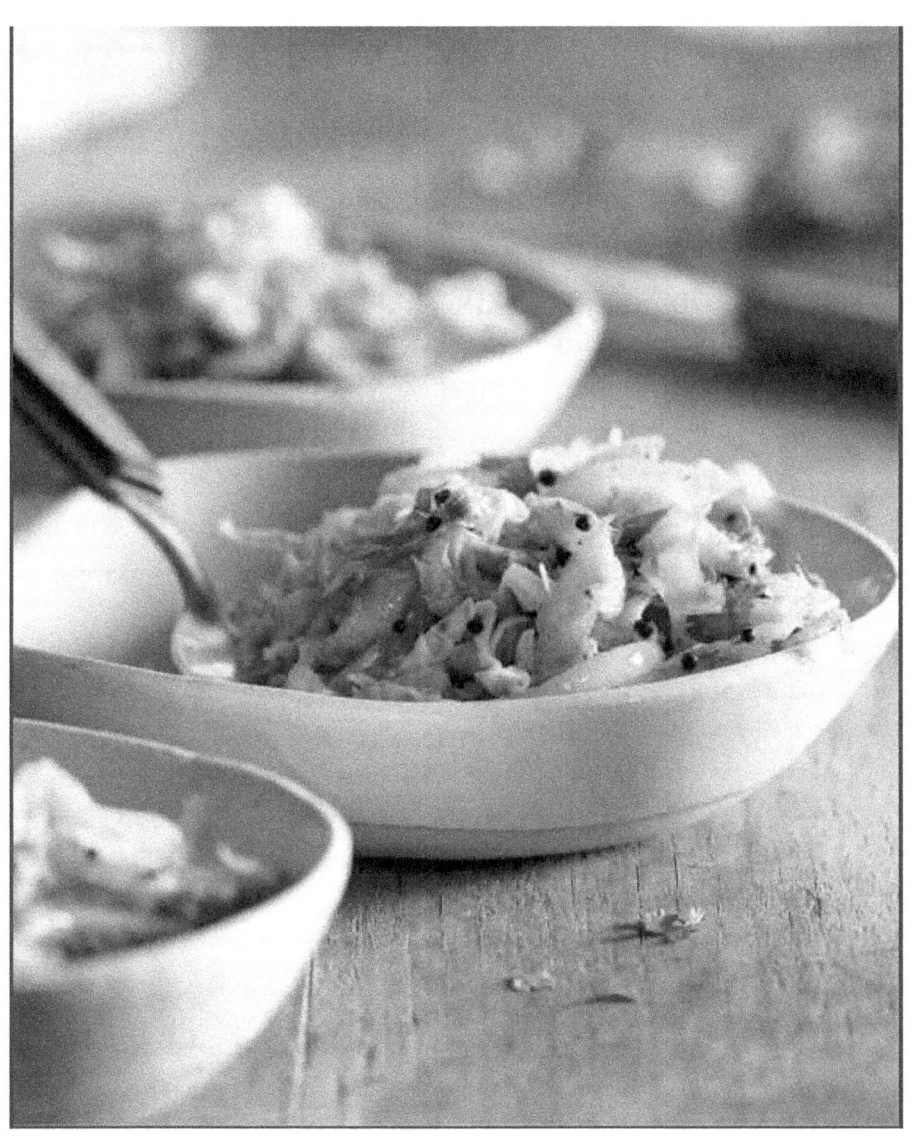

CHOU DE MILAN FAÇON PUNJABI

PREPARATION:20 minutes cuisson : 25 minutes Préparation : 4 portionsIMAGE

C'EST INCROYABLE CE QUI S'EST PASSELE CHOU A UNE SAVEUR DOUCE ET SANS PRETENTION AVEC DU GINGEMBRE, DE L'AIL, DU PIMENT ET DES EPICES INDIENNES. LA MOUTARDE ROTIE, LA CORIANDRE ET LES GRAINES DE CUMIN AJOUTENT A LA FOIS SAVEUR ET CROQUANT A CE PLAT. ATTENTION : IL FAIT CHAUD ! LES PIMENTS SONT PETITS MAIS PUISSANTS - ET IL Y A AUSSI DU JALAPEÑO DANS LE PLAT. SI VOUS VOULEZ MOINS DE CHALEUR, UTILISEZ SIMPLEMENT DU JALAPEÑO.

- 1 racine de gingembre frais de 2 pouces, pelée et coupée en tranches de 1 pouce
- 5 gousses d'ail
- 1 gros jalapeño, équeuté, épépiné et coupé en deux (voir<u>conseils</u>)
- 2 cuillères à café de garam masala non salé
- 1 cuillère à café de poudre de curcuma
- ½ tasse de bouillon d'os de poulet (voir<u>recette</u>) ou bouillon de poulet non salé
- 3 cuillères à soupe d'huile de noix de coco raffinée
- 1 cuillère à soupe de graines de moutarde noire
- 1 cuillère à café de graines de coriandre
- 1 cuillère à café d'aneth
- 1 piment à bec d'oiseau entier (chile de arbol) (voir<u>conseils</u>)
- 1 bâton de cannelle de 3 pouces
- 2 tasses d'oignon jaune finement tranché (environ 2 moyens)
- 12 tasses de choucroute finement tranchée, évidée (environ 1½ livre)
- ½ tasse de coriandre fraîche hachée (facultatif)

1. Placer le gingembre, l'ail, le jalapeño, le garam masala, le curcuma et ¼ tasse de bouillon d'os de poulet dans un robot culinaire ou un mélangeur. Couvrir et traiter ou mélanger jusqu'à consistance lisse; mettre de côté.

2. Dans une très grande casserole, mélanger l'huile de noix de coco, les graines de moutarde, les graines de coriandre, le cumin, le piment et les bâtons de cannelle. Faire frire dans une poêle à feu moyen à élevé, en secouant souvent, pendant 2-3 minutes ou jusqu'à ce que les bâtons de cannelle s'ouvrent. (Attention - les graines de moutarde éclateront et éclabousseront lors de la cuisson.) Ajouter l'oignon; Cuire et remuer pendant 5 à 6 minutes ou jusqu'à ce que les oignons soient légèrement dorés. Ajouter le mélange de gingembre. Cuire de 6 à 8 minutes ou jusqu'à ce que le mélange soit bien caramélisé, en remuant souvent.

3. Ajouter le chou et le reste du bouillon d'os; Mélanger. Couvrir et cuire environ 15 minutes ou jusqu'à ce que le chou soit tendre, en remuant deux fois. Ouvrez la casserole. Cuire et remuer pendant 6 à 7 minutes ou jusqu'à ce que le chou soit brun clair et que l'excédent d'os de poulet se soit évaporé.

4. Sortez le bâton de cannelle et de piment. Saupoudrer de coriandre, si désiré.

CITROUILLE AU FOUR A LA CANNELLE

PREPARATION:20 minutes Cuisson : 30 minutes Préparation : 4 à 6 portions

UN PEU DE PIMENT DE CAYENNEAJOUTEZ SIMPLEMENT UN PEU DE CHALEUR A CES CUBES DE CITROUILLE CUITS AU FOUR. C'EST FACILE DE PARTIR SI TU VEUX. SERVEZ CE PLAT SIMPLE AVEC DU ROTI DE PORC OU DES COTELETTES DE PORC.

- 1 citrouille (environ 2 livres), pelée, épépinée et coupée en cubes de 1 pouce
- 2 cuillères à soupe d'huile d'olive
- ½ cuillère à café de cannelle en poudre
- ¼ cuillère à café de poivre noir
- ⅛ cuillère à café de poivre de Cayenne

1. Préchauffer le four à 400°F. Dans un grand bol, mélanger la citrouille avec l'huile d'olive, la cannelle, le poivre noir et le poivre de Cayenne. Tapisser une grande plaque à pâtisserie de papier parchemin. Étaler la citrouille sur la plaque à pâtisserie en une seule couche.

2. Cuire au four de 30 à 35 minutes ou jusqu'à ce que la courge soit tendre et dorée sur les bords, en la retournant une ou deux fois.

ASPERGES AU FOUR AVEC ŒUFS POCHES ET NOIX DE PECAN

DU DEBUT A LA FIN:Préparation : 4 portions en 15 minutes

C'EST UN CLASSIQUEUN PLAT DE LEGUMES FRANÇAIS APPELE ASPERGES MIMOSA - AINSI NOMME PARCE QUE LA COULEUR VERTE, BLANCHE ET JAUNE DU PLAT FINI RESSEMBLE A LA FLEUR DU MEME NOM.

- 1 livre d'asperges fraîches, hachées
- 5 cuillères à soupe de vinaigre d'ail grillé (voir recette)
- 1 œuf dur, pelé
- 3 cuillères à soupe de pacanes hachées, grillées (voir conseils)
- Poivre noir fraîchement moulu

1. Placer la grille du four à 4 pouces de l'élément chauffant; Chauffer le gril à feu vif.

2. Étalez les asperges sur une plaque recouverte de papier cuisson. Arroser de 2 cuillères à soupe de vinaigre d'ail grillé. Mélanger les asperges avec les mains dans le vinaigre. Laisser mijoter de 3 à 5 minutes ou jusqu'à ce qu'elles soient boursouflées et tendres, en retournant les asperges toutes les minutes. Transférer à une assiette de service.

3. Coupez l'œuf en deux; Passer l'œuf au tamis sur les asperges. (Vous pouvez également râper les œufs avec les grandes ouvertures de la râpe.) Versez les 3 cuillères à soupe restantes de vinaigre d'ail grillé sur les asperges et les œufs. Saupoudrer de poivre dessus.

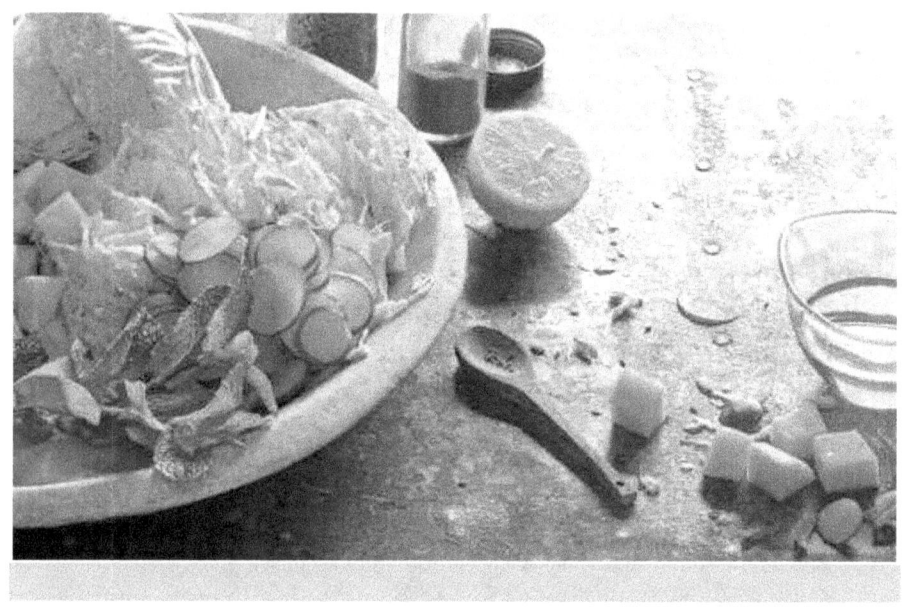

FEUILLES DE LAITUE AVEC RADIS, MANGUE ET MENTHE

DU DEBUT A LA FIN:Préparation : 6 portions en 20 minutes[IMAGE](IMAGE)

- 3 cuillères à soupe de jus de citron frais
- ¼ cuillère à café de poivre de Cayenne
- ¼ cuillère à café d'aneth
- ¼ tasse d'huile d'olive
- 4 tasses de chou râpé
- 1½ tasse de radis tranchés très finement
- 1 tasse de mangue mûre coupée en dés
- ½ tasse d'ail, tranché en diagonale
- ⅓ tasse de menthe fraîche hachée

1. Pour la sauce, mélanger le jus de citron vert, le poivre de Cayenne et le cumin moulu dans un grand bol. Fouetter l'huile d'olive en une fine bande.

2. Placer le chou, le radis, la mangue, les oignons verts et la menthe dans une casserole. Remuer pour combiner.

ROULEAU DE CHOU GRILLE A L'ANETH ET AU CITRON

PRÉPARATION:10 minutes Cuisson : 30 minutes Préparation : 4 à 6 portions

3 cuillères à soupe d'huile d'olive
1 tête de chou moyenne, coupée en rondelles de 1 pouce
2 cuillères à café de moutarde de Dijon (voir recette)
1 cuillère à café de zeste de citron haché
¼ cuillère à café de poivre noir
1 cuillère à café d'aneth
Tranches de citrons

1. Préchauffer le four à 400°F. Graisser un grand plat allant au four avec 1 cuillère à soupe d'huile d'olive. Placer les tranches de chou sur une plaque à pâtisserie; mettre de côté.

2. Dans un petit bol, fouetter ensemble les 2 cuillères à soupe d'huile d'olive restantes, la moutarde de Dijon et le zeste de citron. Étalez les morceaux de chou sur la plaque à pâtisserie et assurez-vous que la moutarde et le zeste de citron sont répartis uniformément. Saupoudrer de poivre et de cumin sur le dessus.

3. Cuire au four de 30 à 35 minutes ou jusqu'à ce que le chou soit cuit et que les bords soient dorés. Servir avec du citron pressé sur le chou.

CHOU FRIT AUX POIS CHICHES ORANGE-BALSAMIQUE

PRÉPARATION : 15 minutes Cuisson : 30 minutes Préparation : 4 portions

3 cuillères à soupe d'huile d'olive
1 petite tête de chou, retirer le cœur et couper en 8 tranches
½ cuillère à café de poivre noir
⅓ tasse de vinaigre balsamique
2 cuillères à café de zeste d'orange haché

1. Préchauffer le four à 450°F. Graisser un grand plat allant au four avec 1 cuillère à soupe d'huile d'olive. Étaler les tranches de chou sur une plaque à pâtisserie. Badigeonner le chou avec les 2 cuillères à soupe d'huile d'olive restantes et saupoudrer de poivre.

2. Cuire le chou pendant 15 minutes. Couper les tranches de chou ; Cuire au four encore 15 minutes ou jusqu'à ce que le chou soit cuit et que les bords soient dorés.

3. Mélanger le vinaigre balsamique et le zeste d'orange dans une petite casserole. Porter à ébullition à feu moyen; réduire Laisser mijoter environ 4 minutes ou jusqu'à réduction de moitié. Verser sur les tranches de chou grillées; sers immédiatement.

CHOU BRAISE A LA CREME D'ANETH ET NOIX GRILLEES

PRÉPARATION:20 minutes Cuisson : 40 minutes Préparation : 6 portions

3 cuillères à soupe d'huile d'olive

1 échalote, hachée finement

1 petit chou, coupé en 6 quartiers

½ cuillère à café de poivre noir

1 tasse de bouillon de poulet (voir recette) ou bouillon de poulet non salé

¾ tasse de noix de cajou (voir recette)

4 cuillères à café de zeste de citron haché

4 cuillères à café d'aneth frais haché

1 cuillère à soupe d'échalotes finement hachées

¼ tasse de noix grillées hachées (voir conseils)

1. Faites chauffer l'huile d'olive dans une très grande casserole à feu moyen. Ajouter la ciboulette; Cuire pendant 2-3 minutes ou jusqu'à ce qu'ils soient cuits et légèrement dorés. Ajouter les tranches de chou dans la poêle. Cuire à découvert pendant 10 minutes ou jusqu'à ce qu'ils soient légèrement dorés des deux côtés, en retournant une fois à mi-cuisson. Saupoudrer de poivre dessus.

2. Versez le bouillon d'os de poulet dans la casserole. Bouilloire; hypothermie. Couvrir et laisser mijoter 25 à 30 minutes ou jusqu'à ce que le chou soit tendre.

3. Pendant ce temps, dans un petit bol, mélanger la sauce crémeuse au cumin avec les noix de cajou, le zeste de citron, le cumin et l'oignon.

4. Pour servir, mettre les tranches de chou dans une assiette; verser sur le jus de cuisson. Verser la sauce à l'aneth et saupoudrer de noix grillées.

FEUILLES DE MOUTARDE FRITES AU SÉSAME GRILLÉ

PRÉPARATION : Cuisson 20 minutes : 19 minutes : 4 portions

- 2 cuillères à soupe de graines de sésame
- 2 cuillères à soupe d'huile de noix de coco raffinée
- 1 oignon moyen, tranché finement
- 1 tomate moyenne, hachée
- 1 cuillère à soupe de gingembre frais haché
- 3 gousses d'ail, hachées
- ¼ cuillère à café de piment rouge broyé
- ½ 3-3½ livres de chou vert, évidé et tranché très finement

1. Faire griller les graines de sésame dans une très grande poêle sèche à feu moyen pendant 3-4 minutes ou jusqu'à ce qu'elles soient presque dorées, en remuant constamment. Transférer les graines dans un petit bol et laisser refroidir complètement. Transférer les graines dans un moulin à épices ou à café propre; pouls de broyage grossier. Réserver les graines de sésame moulues.

2. Pendant ce temps, chauffer l'huile de noix de coco dans la même très grande casserole à feu moyen. Ajouter les oignons; Cuire environ 2 minutes ou jusqu'à ce qu'ils soient légèrement ramollis. Mélanger la tomate, le gingembre, l'ail et le paprika pressé. Cuire et remuer encore 2 minutes.

3. Ajouter le chou haché au mélange de tomates dans la poêle. Mélanger avec des pinces. Cuire de 12 à 14 minutes ou jusqu'à ce que le chou soit tendre et commence à dorer, en

remuant de temps en temps. Ajouter les graines de sésame moulues; Mélanger. Sers immédiatement.

COTES LEVEES FUMEES AVEC SAUCE A LA MOUTARDE AUX POMMES

TREMPER:1 heure veille : 15 minutes fumée : 4 heures cuisson : 20 minutes cuisson : 4 portionsIMAGE

SAVEUR RICHE ET TEXTURE CHARNUELES COTES LEVEES FUMEES ONT BESOIN DE QUELQUE CHOSE DE FRAIS ET DE CROUSTILLANT. PRESQUE N'IMPORTE QUEL TYPE DE LAITUE FERA L'AFFAIRE, MAIS L'ANETH (VOIRRECETTEET SUR LA PHOTOCELUI-CI), PRESTATION SPECIALE.

COTES

8 à 10 morceaux de bois de pommier ou de hickory

3-3½ kg de filets de porc

¼ tasse d'épices fumées (voir recette)

SAUCE

1 aubergine moyenne, pelée, épépinée et hachée finement

¼ tasse d'oignon haché

¼ tasse d'eau

¼ tasse de vinaigre de cidre de pomme

2 cuillères à soupe de moutarde de Dijon (voir recette)

2-3 cuillères à soupe d'eau

1. Au moins 1 heure avant de fumer, faites tremper les morceaux de bois dans suffisamment d'eau pour les recouvrir. Égoutter avant utilisation. Enlevez le gras visible des côtes. Si nécessaire, retirez la fine pellicule derrière les côtes. Placer les côtes dans une grande casserole peu profonde. Saupoudrer uniformément d'assaisonnement à la fumée; frotter avec les doigts.

Laisser reposer à température ambiante pendant 15 minutes.

2. Placez la casserole de charbon de bois préchauffé, de copeaux séchés et d'eau dans l'aspirateur conformément aux instructions du fabricant. Versez de l'eau dans la casserole. Placez les côtes côté os vers le bas sur le gril au-dessus d'une casserole d'eau. (Sinon, placez les côtes levées sur une grille; placez les côtes levées sur le gril.) Couvrez et fumez pendant 2 heures. Pendant que vous fumez, maintenez la température du fumoir à environ 225 °F. Ajoutez du charbon de bois et de l'eau si nécessaire pour maintenir la température et l'humidité.

3. Pendant ce temps, pour la sauce, mélanger les tranches de pomme, l'oignon et ¼ tasse d'eau dans une petite casserole. Bouilloire; hypothermie. Laisser mijoter pendant 10 à 12 minutes ou jusqu'à ce que les tranches de pomme soient très tendres, en remuant de temps en temps. Légèrement frais; Transférer les pommes et les oignons non égouttés dans un robot culinaire ou un mélangeur. Couvrir et traiter ou mélanger jusqu'à consistance lisse. Remettre le mélange en purée dans la casserole. Incorporer le vinaigre et la moutarde de Dijon. Cuire à feu moyen pendant 5 minutes en remuant de temps en temps. Ajouter 2-3 cuillères à soupe d'eau (ou plus si nécessaire) pour faire une sauce semblable au vinaigre. Diviser la sauce en trois parties.

4. Au bout de 2 heures, appliquez un tiers de la sauce sur les côtes. Fermez le couvercle et fumez encore 1 heure. Badigeonner à nouveau avec un autre tiers de la sauce

vadrouille. Envelopper chaque côte dans du papier d'aluminium épais et remettre les côtes dans le fumoir, en couvrant si nécessaire. Couvrir et cuire encore 1 à 1,5 heure ou jusqu'à ce que les côtes soient tendres.*

5. Ouvrir les côtes et tartiner les côtes avec le 1/3 restant de la sauce. Découper les côtes pour servir entre les os.

*Astuce : testez la tendreté des côtes en retirant délicatement le papier d'aluminium de l'une des côtes. Soulevez la plaque rainurée avec une pince en tenant la plaque en haut de la plaque. Retournez les côtes pour que la viande soit tournée vers le bas. Si les côtes sont tendres, elles se briseront lorsque vous les ramasserez. Si les côtes ne sont pas tendres, enveloppez-les dans du papier d'aluminium et continuez à fumer jusqu'à ce qu'elles soient cuites.

COTES LEVEES STYLE CAMPAGNARD BBQ A L'ANANAS FRAIS

PREPARATION:20 minutes Cuisson : 8 minutes Cuisson : 1 heure 15 minutes Donne : 4 portions

COTES LEVEES AVEC BEAUCOUP DE VIANDE,BON MARCHE ET BIEN CUITS (COMME LA SAUCE BARBECUE, MIJOTES ET LENTS), ILS DEVIENNENT DOUX ET FONDANTS.

2 livres de côtelettes de porc de style campagnard désossées
¼ cuillère à café de poivre noir
1 cuillère à soupe d'huile de noix de coco raffinée
½ tasse de jus d'orange frais
1½ tasse de sauce BBQ (voir_recette_)
3 tasses de chou vert et/ou rouge râpé
1 tasse de carotte râpée
2 tasses d'ananas haché
⅓ tasse de vinaigrette aux agrumes vifs (voir_recette_)
sauce barbecue (voir_recette_) (facultatif)

1. Préchauffer le four à 350°F. Saupoudrer le porc de poivre. Faire chauffer l'huile de noix de coco dans une très grande casserole à feu moyen. Ajouter les côtes de porc; Cuire pendant 8 à 10 minutes ou jusqu'à ce qu'ils soient dorés et uniformément dorés. Placer les côtes dans un plat de cuisson rectangulaire de 3 pintes.

2. Ajouter le jus d'orange à la sauce dans la casserole et remuer pour enlever les parties brunes. Incorporer 1½ tasse de sauce barbecue. Verser la sauce sur les côtes. Retourner les côtes pour les enrober de sauce (étaler la sauce sur les côtes si besoin). Couvrir hermétiquement le plat de cuisson avec du papier d'aluminium.

3. Cuire les côtes pendant 1 heure. Retirez le papier d'aluminium et étalez la sauce du plat allant au four sur les côtes. Cuire encore 15 minutes ou jusqu'à ce que les côtes soient tendres et dorées et que la sauce ait légèrement épaissi.

4. Entre-temps, mélanger le chou, les carottes, l'ananas et la vinaigrette aux agrumes éclatants avec les tranches d'ananas. Couvrir et réfrigérer jusqu'au moment de servir.

5. Si désiré, servir les côtes levées avec la sauce barbecue et BBQ.

GOULASCH DE PORC EPICE

PREPARATION:20 minutes Cuisson : 40 minutes Préparation : 6 portions

CE RAGOUT HONGROIS EST SERVISUR UNE COUCHE DE CHOU CROUSTILLANT, A PEINE FANE EN UNE PORTION. BROYER L'ANETH DANS UN MORTIER ET UN PILON SI VOUS EN AVEZ UN. SINON, HACHEZ-LES AVEC LE COTE LE PLUS LARGE D'UN COUTEAU DE CHEF, EN APPUYANT DOUCEMENT SUR LE COUTEAU AVEC VOTRE POING.

GOULACHE

- 1½ kg de porc haché
- 2 tasses de poivrons rouges, oranges et/ou jaunes hachés
- ¾ tasse d'oignon rouge haché
- 1 petit piment rouge frais, épépiné et haché finement (voir conseils)
- 4 cuillères à café d'arôme de fumée (voir recette)
- 1 cuillère à café d'aneth
- ¼ cuillère à café de marjolaine ou d'origan moulu
- 1 tomates en dés de 14 onces, non salées, non séchées
- 2 cuillères à soupe de vinaigre de vin rouge
- 1 cuillère à soupe de zeste de citron haché
- ⅓ tasse de persil frais haché

CHOU

- 2 cuillères à soupe d'huile d'olive
- 1 oignon moyen, tranché
- 1 petite tête de chou vert ou rouge, épépinée et tranchée finement

1. Pour faire le goulasch, faites cuire le porc, le poivron et l'oignon dans un grand faitout à feu moyen, en remuant avec une cuillère en bois, pendant 8 à 10 minutes, ou jusqu'à ce que le porc ne soit plus rose et que les légumes soient croustillants -offre. - doux. Viande hachée.

Débarrassez-vous de la graisse. Réduire le feu à doux; Ajouter le poivron rouge, les épices fumées, le cumin et la marjolaine. Couvrir et cuire 10 minutes. Ajouter les tomates séchées et le vinaigre. Bouilloire; hypothermie. Cuire à feu doux pendant 20 minutes.

2. Pendant que l'huile est chaude, placez le chou dans une grande casserole à feu moyen. Ajouter l'oignon et cuire jusqu'à ce qu'il soit tendre, environ 2 minutes. Ajouter le chou; mélanger ensemble. Réduire le feu à doux. Cuire environ 8 minutes ou jusqu'à ce que le chou soit tendre, en remuant de temps en temps.

3. Placer une portion du mélange de chou sur une assiette pour en profiter. Verser le goulasch dessus et saupoudrer de zeste de citron et de persil.

BOULETTES DE SAUCISSES ITALIENNES MARINARA AVEC ANETH ET OIGNONS HACHES

PREPARATION:Temps de préparation 30 minutes : Temps de préparation 30 minutes : 40 minutes Préparation : 4-6 portions

CETTE RECETTE EST UN EXEMPLE RAREPRODUIT EN CONSERVE QUI FONCTIONNE AUSSI BIEN - SINON MIEUX - QUE LA NOUVELLE VERSION. À MOINS QUE VOUS N'AYEZ DES TOMATES TRES, TRES MURES, LES TOMATES FRAICHES N'AURONT PAS LA MEME TEXTURE QUE LES TOMATES EN CONSERVE. ASSUREZ-VOUS SIMPLEMENT D'UTILISER UN PRODUIT SANS SEL ET, MIEUX ENCORE, BIOLOGIQUE.

BOULETTES DE VIANDE

- 2 gros oeufs
- ½ tasse de farine d'amande
- 8 gousses d'ail, hachées
- 6 cuillères à soupe de vin blanc sec
- 1 cuillère à soupe de piment en poudre
- 2 cuillères à café de poivre noir
- 1 cuillère à café de graines de fenouil, légèrement écrasées
- 1 cuillère à café d'origan séché, haché
- 1 cuillère à café de thym séché, haché
- à une cuillère à café de poivre de cayenne
- 1½ kg de porc haché

MARINA

- 2 cuillères à soupe d'huile d'olive
- 2 boîtes de 15 onces de purée de tomates non salée ou une boîte de 28 onces de purée de tomates non salée
- ½ tasse de basilic frais haché

3 bulbes d'aneth moyens, coupés en deux, épépinés et tranchés finement

1 gros oignon doux, coupé en deux et tranché finement

1. Préchauffer le four à 375°F. Tapisser une grande plaque à pâtisserie de papier parchemin; mettre de côté. Dans un grand bol, fouetter ensemble les œufs, la poudre d'amandes, 6 gousses d'ail hachées, 3 cuillères à soupe de vin, le paprika, 1½ cuillères à café de poivre noir, les graines de cumin, les feuilles d'origan, le thym et le poivre de Cayenne. Ajouter le porc; Mélanger. Façonner le mélange de porc en galettes de 1½ pouce (environ 24 galettes sont recommandées); Étendre en une seule couche sur la plaque à pâtisserie préparée. Cuire au four environ 30 minutes ou jusqu'à ce qu'ils soient légèrement dorés, en les retournant une fois pendant la cuisson.

2. Pendant ce temps, faites chauffer 1 cuillère à soupe d'huile d'olive dans un four hollandais de 4 à 6 pintes pour faire de la sauce marinara. Ajouter les 2 gousses d'ail hachées restantes; Cuire environ 1 minute ou jusqu'à ce qu'il commence à dorer. Ajoutez rapidement les 3 cuillères à soupe de vin restantes, les tomates hachées et le basilic. Bouilloire; hypothermie. Laisser mijoter 5 minutes. Mélanger soigneusement les boulettes de viande préparées dans la sauce marinara. Couvrir et cuire à feu doux pendant 25 à 30 minutes.

3. Pendant ce temps, chauffer la cuillère à soupe d'huile d'olive restante dans une grande poêle à feu moyen. Incorporer l'aneth et l'oignon finement haché. Cuire, en remuant souvent, pendant 8 à 10 minutes ou jusqu'à ce qu'ils soient tendres et légèrement dorés. Assaisonner avec ½ cuillère à café de poivre noir. Servir les boulettes de

viande et la sauce marinara en faisant dorer l'aneth et les oignons.

BATEAU DE POTIRON REMPLI DE PORC AU BASILIC ET AUX PIGNONS DE PIN

PREPARATION:20 minutes d'ébullition : 22 minutes d'ébullition : 20 minutes Donne : 4 portions

LES ENFANTS VONT ADORER CE DELICIEUX PLATCOURGETTES VIDES FARCIES AU PORC, TOMATES ET POIVRONS. SI DESIRE, INCORPORER 3 CUILLERES A SOUPE DE VINAIGRETTE AU BASILIC (VOIRRECETTE) DU BASILIC FRAIS A LA PLACE DU PERSIL ET DES PIGNONS DE PIN.

- 2 courgettes moyennes
- 1 cuillère à soupe d'huile d'olive extra vierge
- 12 onces de porc haché
- ¾ tasse d'oignon haché
- 2 gousses d'ail, hachées
- 1 tasse de tomates hachées
- ⅔ tasse de poivron orange ou jaune haché
- 1 cuillère à café de graines de fenouil, légèrement écrasées
- ½ cuillère à café de piment rouge broyé
- ¼ tasse de basilic frais haché
- 3 cuillères à soupe de persil frais haché
- 2 cuillères à soupe de pignons de pin torréfiés (voirconseils) et moudre
- 1 cuillère à café de zeste de citron haché

1. Préchauffer le four à 350°F. Couper les courgettes en deux dans le sens de la longueur et gratter délicatement le milieu en laissant ¼ de pouce de peau. Hacher finement la chair des courgettes et réserver. Placer les moitiés de courgettes coupées face vers le bas sur une plaque à pâtisserie tapissée de papier d'aluminium.

2. Pour faire la garniture, chauffer l'huile d'olive dans une grande casserole à feu moyen. Ajouter le porc; Cuire jusqu'à ce qu'il ne soit plus rosé en remuant avec une cuillère en bois pour défaire la viande. Débarrassez-vous de la graisse. Réduire le feu à moyen. Ajouter la viande de courgette réservée, les oignons et l'ail; Cuire et remuer environ 8 minutes ou jusqu'à ce que l'oignon soit tendre. Mélanger les tomates, le paprika, les graines de cumin et le paprika concassé. Cuire environ 10 minutes ou jusqu'à ce que les tomates soient tendres et commencent à s'effriter. Retirez la casserole du feu. Mélanger le basilic, le persil, les pignons et le zeste de citron. Répartir la garniture entre les peaux de courgettes en les épluchant un peu. Cuire au four de 20 à 25 minutes ou jusqu'à ce que la peau des courgettes soit croustillante.

UN BOL DE "NOUILLES" AU CURRY DE PORC ET D'ANANAS AVEC DU LAIT DE COCO ET DES LEGUMES VERTS

PREPARATION:30 minutes ébullition : 15 minutes cuisson : 40 minutes Donne : 4 portionsIMAGE

1 grosse courge spaghetti

2 cuillères à soupe d'huile de noix de coco raffinée

1 kg de porc haché

2 cuillères à soupe d'oignon haché

2 cuillères à soupe de jus de citron frais

1 cuillère à soupe de gingembre frais haché

6 gousses d'ail, hachées

1 cuillère à soupe de citronnelle moulue

1 cuillère à soupe de poudre de curry rouge thaï non salé

1 tasse de poivron rouge haché

1 tasse d'oignon haché

½ tasse de carotte râpée

1 jeune chou-rave, haché (3 tasses)

1 tasse de champignons frais tranchés

1 ou 2 piments émincés finement (voirconseils)

1 boîte de 13,5 oz de lait de coco ordinaire (comme Nature's Way)

½ tasse de bouillon d'os de poulet (voirrecette) ou bouillon de poulet non salé

¼ tasse de jus d'ananas frais

3 cuillères à soupe de beurre de cajou non salé sans huile

1 tasse d'ananas frais, coupé en dés

une tranche de citron

Coriandre fraîche, menthe et/ou basilic thaï

noix de cajou grillées salées

1. Préchauffer le four à 400°F. Chauffer la courge spaghetti au micro-ondes à puissance élevée pendant 3 minutes. Fendez délicatement la citrouille dans le sens de la longueur et retirez les graines. Frottez les côtés coupés de la citrouille avec 1 cuillère à soupe d'huile de noix de coco. Placez les moitiés de citrouille coupées face vers le bas sur la plaque à pâtisserie. Cuire au four de 40 à 50 minutes ou jusqu'à ce que la citrouille soit facilement percée avec un couteau. Utilisez les dents d'une fourchette pour gratter la chair de la peau et gardez au chaud jusqu'au moment de servir.

2. Pendant ce temps, placez le porc, les oignons verts, le jus de lime, le gingembre, l'ail, la citronnelle et la poudre de cari dans un bol moyen; Mélanger. Faites chauffer la cuillère à soupe d'huile de noix de coco restante dans une très grande casserole à feu moyen. Ajouter le mélange de porc; Cuire jusqu'à ce qu'il ne soit plus rosé en remuant avec une cuillère en bois pour défaire la viande. Ajouter les poivrons, les oignons et les carottes; Cuire et remuer environ 3 minutes ou jusqu'à ce que les légumes soient croustillants et tendres. Mélanger le chou-rave, les champignons, les piments, le lait de coco, le bouillon d'os de poulet, le jus d'ananas et le beurre de noix de cajou. Bouilloire; hypothermie. Ajouter les ananas; laisser mijoter, couvert, jusqu'à ce que le tout soit bien chaud.

3. Pour servir, répartir la courge spaghetti dans quatre bols. Mettez le porc au curry sur le potiron. Servi avec du citron, des herbes et des noix de cajou.

COTES LEVEES GRILLEES EPICEES AVEC SALADE DE CONCOMBRE EPICEE

PREPARATION:30 minutes cuisson : 10 minutes repos : 10 minutes Préparation : 4 portions

SALADE DE CONCOMBRE CROUSTILLANTLA SAVEUR DE MENTHE FRAICHE EST UN AJOUT FRAIS ET RAFRAICHISSANT AU SANDWICH AU PORC EPICE.

- ⅓ tasse d'huile d'olive
- ¼ tasse de menthe fraîche hachée
- 3 cuillères à soupe de vinaigre blanc
- 8 gousses d'ail, hachées
- ¼ cuillère à café de poivre noir
- 2 concombres moyens, tranchés très finement
- 1 petit oignon, tranché finement (environ une tasse)
- 1¼ à 1½ kg de porc haché
- ¼ tasse de coriandre fraîche hachée
- 1-2 piments jalapeño ou serrano frais moyens, épépinés (si désiré) et hachés (voir conseils)
- 2 poivrons rouges moyens, épépinés et coupés en quartiers
- 2 cuillères à café d'huile d'olive

1. Fouettez ensemble ⅓ tasse d'huile d'olive, la menthe, le vinaigre, 2 gousses d'ail hachées et le poivre noir dans un grand bol. Ajouter le concombre coupé en tranches et l'oignon. Remuer jusqu'à ce qu'il soit bien enrobé. Couvrir et réfrigérer jusqu'au moment de servir, en remuant une ou deux fois.

2. Dans un grand bol, mélanger le porc, la coriandre, le piment et les 6 gousses d'ail hachées restantes. Former quatre

pains de ¾ de pouce d'épaisseur. Enduisez légèrement les poivrons de 2 cuillères à café d'huile d'olive.

3. Pour un barbecue au charbon de bois ou au gaz, placez les steaks et un quart du poivron directement sur feu moyen. Couvrir et griller jusqu'à ce qu'un thermomètre inséré dans le côté de la côtelette de porc indique 160 ° F et que les poivrons soient tendres et légèrement carbonisés, en retournant le steak et les poivrons à mi-cuisson. Laisser la boulette de viande pendant 10-12 minutes et le poivron pendant 8-10 minutes.

4. Lorsque les portions de poivrons sont prêtes, enveloppez-les dans du papier d'aluminium pour les recouvrir complètement. Laisser reposer environ 10 minutes ou jusqu'à ce qu'il soit suffisamment froid pour être manipulé. Retirez délicatement la peau des poivrons avec un couteau bien aiguisé. Couper dans le sens de la longueur en tranches fines.

5. Au moment de servir, ajouter la salade de concombre et mélanger à la cuillère dans quatre grandes assiettes. Déposer un filet de porc dans chaque assiette. Disposer les tranches de paprika uniformément sur le dessus du pain.

PIZZA A LA CROUTE DE COURGETTES AVEC SAUCE AUX TOMATES SECHEES, POIVRONS ET SALAMI

PREPARATION:30 minutes d'ébullition : 15 minutes d'ébullition : 30 minutes Donne : 4 portions

C'EST UNE PIZZA AU COUTEAU ET A LA FOURCHETTE.N'OUBLIEZ PAS D'APPUYER DOUCEMENT SUR LA SAUCISSE ET LE PIMENT DANS LA BASE DU GATEAU POUR QUE LA GARNITURE ADHERE BIEN A LA TRANCHE DE PIZZA.

- 2 cuillères à soupe d'huile d'olive
- 1 cuillère à soupe d'amandes finement moulues
- 1 gros oeuf, légèrement battu
- ½ tasse de farine d'amande
- 1 cuillère à soupe d'origan frais haché
- ¼ cuillère à café de poivre noir
- 3 gousses d'ail, hachées
- 3½ tasses de courgettes hachées (2 moyennes)
- saucisse italienne (voir recette, dessous)
- 1 cuillère à soupe d'huile d'olive extra vierge
- 1 poivron (jaune, rouge ou la moitié des deux), épépiné et coupé en très fines lanières
- 1 petit oignon, haché finement
- Pâte de tomates séchées (voir recette, dessous)

1. Préchauffer le four à 425°F. Graisser une plaque à pizza de 12 pouces avec 2 cuillères à soupe d'huile d'olive. Saupoudrer d'amandes moulues; mettre de côté.

2. Pour la coquille, mélanger les œufs, la farine d'amande, l'origan, le poivre noir et l'ail dans un grand bol. Placer les

courgettes hachées dans un torchon propre ou une étamine. Bien envelopper

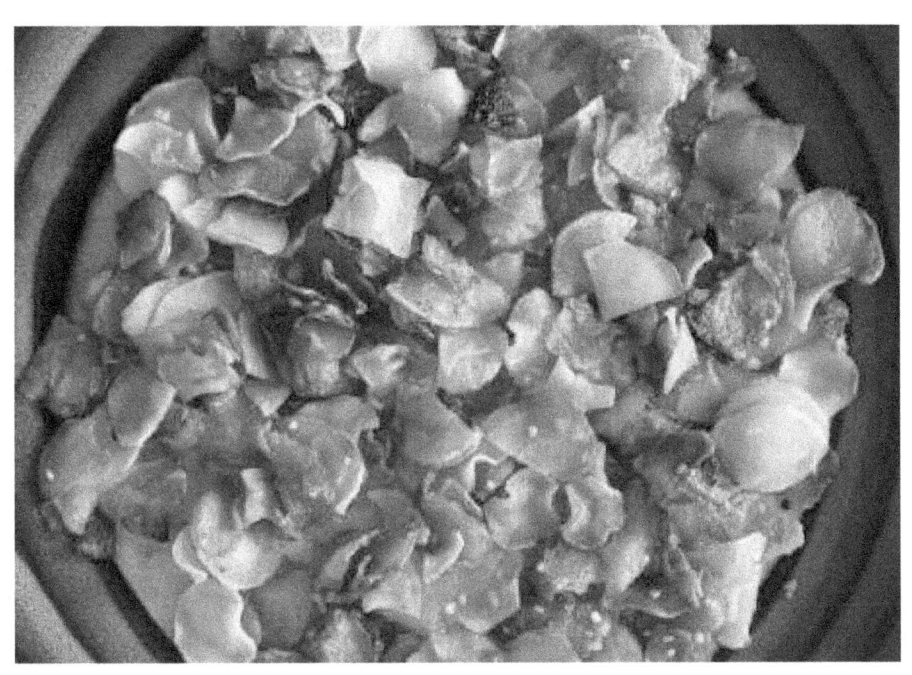

JARRET D'AGNEAU FUME A LA CORIANDRE CITRONNEE AVEC ASPERGES GRILLEES

TREMPER:30 minutes Temps de préparation : 20 minutes Cuisson : 45 minutes Temps d'attente : 10 minutes Donne : 6-8 portions

CE PLAT EST SIMPLE MAIS ELEGANTDEUX INGREDIENTS NATURELS VIENNENT AU PRINTEMPS - L'AGNEAU ET LES ASPERGES. LA TORREFACTION DES GRAINES DE CORIANDRE AMELIORE LA SAVEUR TERREUSE ET LEGEREMENT EPICEE.

- 1 tasse de copeaux de bois de noyer
- 2 cuillères à soupe de graines de coriandre
- 2 cuillères à soupe de zeste de citron haché
- 1½ cuillères à café de poivre noir
- 2 cuillères à soupe de thym frais haché
- 1 gigot d'agneau désossé 2-3kg
- 2 bottes d'asperges fraîches
- 1 cuillère à soupe d'huile d'olive
- ¼ cuillère à café de poivre noir
- 1 citron coupé en quartiers

1. Avant de fumer, faites tremper les copeaux de bois de hickory dans un bol pendant au moins 30 minutes pour les enrober; mettre de côté. Entre-temps, dans une petite casserole, faire griller les graines de coriandre à feu moyen pendant environ 2 minutes ou jusqu'à ce qu'elles soient parfumées et croquantes, en remuant souvent. Retirer les graines de la poêle; Laisser refroidir. Une fois refroidies, écrasez les graines dans un mortier et un pilon (ou placez les graines sur une planche à découper et écrasez-les avec le dos d'une cuillère en bois). Dans un

petit bol, mélanger les graines de coriandre hachées, le zeste de citron, 1½ cuillère à café de poivre et le thym ; mettre de côté.

2. Retirez le tamis de l'agneau rôti, s'il y en a un. Ouvrir le bifteck sur le plan de travail, côté gras vers le bas. Saupoudrer la moitié du mélange d'épices sur la viande; frotter avec les doigts. Rouler le steak et attacher avec 4 à 6 morceaux de fil de cuisine 100 % coton. Saupoudrer le mélange d'assaisonnement restant sur l'extérieur du steak en appuyant légèrement.

3. Pour un gril au charbon de bois, placez des charbons moyennement chauds autour de la lèchefrite. Assurez-vous que la poêle est à feu moyen. Saupoudrer les copeaux séchés sur les braises. Placez le steak d'agneau sur le gril au-dessus de la lèchefrite. Couvrir et fumer pendant 40 à 50 minutes à feu moyen (145 °F). (Préchauffer sur le gril à gaz. Réduire le feu à moyen. Ajuster pour la cuisson indirecte. Fumez comme ci-dessus, sauf ajouter des copeaux de bois secs selon les instructions du fabricant.) Couvrir le bifteck de papier d'aluminium. Laisser reposer 10 minutes avant de trancher.

4. Pendant ce temps, coupez la partie ligneuse des asperges. Placer les asperges dans un grand bol avec l'huile d'olive et ¼ de cuillère à café de poivre. Placez les asperges sur les bords extérieurs du gril, juste au-dessus des braises et perpendiculairement au gril. Couvrir et cuire au four pendant 5-6 minutes jusqu'à ce qu'ils soient croustillants. Pressez les tranches de citron sur les asperges.

5. Retirez la ficelle du rôti d'agneau et coupez la viande en fines tranches. Servir la viande avec des asperges grillées.

AGNEAU FONDU

PREPARATION:30 minutes Cuisson : 2h40 Cuisson : 4 portions

RECHAUFFEZ-LE AVEC UN RAGOUT EPICESOIREES D'AUTOMNE OU D'HIVER. LE RAGOUT EST SERVI SUR DU CELERI FINEMENT RAPE ASSAISONNE DE MOUTARDE FAÇON DIJON, DE CREME DE CAJOU ET DE CIBOULETTE. REMARQUE : LA RACINE DE CELERI EST PARFOIS APPELEE CELERI.

- 10 poivre noir
- 6 sages
- 3 grains de poivre
- Peler 2 oranges de 2 pouces
- 2 kg d'épaule d'agneau désossée
- 3 cuillères à soupe d'huile d'olive
- 2 oignons moyens, hachés grossièrement
- 1 boîte de 14,5 oz de tomates en dés non salées, non égouttées
- 1½ tasse de bouillon de bœuf (voir recette) ou bouillon de bœuf non salé
- ¾ tasse de vin blanc sec
- 3 grosses gousses d'ail, écrasées et pelées
- 2 livres de céleri-rave, pelé et coupé en cubes de 1 pouce
- 6 betteraves moyennes, pelées et coupées en tranches de 1 pouce (environ 2 livres)
- 2 cuillères à soupe d'huile d'olive
- 2 cuillères à soupe de coques de noix de cajou (voir recette)
- 1 cuillère à soupe de moutarde de Dijon (voir recette)
- ¼ tasse de ciboulette hachée

1. Coupez un carré d'étamine de 7 pouces pour décorer le bouquet. Placer le piment, la sauge, le poivre et le zeste d'orange au centre du torchon. Soulevez les coins de l'étamine et fixez-les avec de la ficelle de cuisine 100 % coton propre. Le bord.

2. Enlevez le gras de l'épaule d'agneau; Couper l'agneau en morceaux de 1 pouce. Faites chauffer 3 cuillères à soupe d'huile d'olive dans un faitout à feu moyen. Si nécessaire, faire cuire chaque lot d'agneau dans l'huile chaude jusqu'à ce qu'il soit doré; Retirer de la poêle et garder au chaud. Ajouter l'oignon dans la poêle; Cuire au four de 5 à 8 minutes ou jusqu'à ce qu'ils soient tendres et dorés. Ajouter le bouquet garni, les tomates séchées, 1¼ tasse de bouillon de bœuf, le vin et l'ail. Bouilloire; hypothermie. Laisser mijoter 2 heures en remuant de temps en temps. Retirez et jetez l'emballage du garni.

3. Pendant ce temps, placez le céleri rave et le persil dans une grande marmite pour hacher; couvrir d'eau. Porter à ébullition à feu moyen; réduire le feu à doux. Couvrir et laisser mijoter de 30 à 40 minutes ou jusqu'à ce que les légumes soient très tendres lorsqu'on les pique avec une fourchette. Drainage; Mettre les légumes dans un robot culinaire. Ajouter le ¼ tasse de bouillon de boeuf restant et 2 cuillères à soupe d'huile; Battre jusqu'à ce que le miel soit presque lisse mais encore non structuré, en s'arrêtant une ou deux fois pour racler les parois. Mettez la bouillie dans un bol. Mélangez la crème de cajou, la moutarde et la ciboulette.

4. Au moment de manger, divisez la bouillie en quatre bols; garnie d'une marmite d'agneau.

RAGOUT D'AGNEAU AUX NOUILLES DE CELERI

PREPARATION : 30 minutes Cuisson : 1h30 Préparation : 6 portions

LA RACINE DE CELERI EST COMPLETEMENT DIFFERENTEICI, PREPAREZ LE RAGOUT DE LA MEME MANIERE QUE LA MARMITE D'AGNEAU (VOIR<u>RECETTE</u>). LES TRANCHEUSES A MANDOLINE PERMETTENT D'OBTENIR DE TRES FINES LAMELLES DE RACINES DOUCES ET TONIQUES. LES "NOUILLES" SONT MIJOTEES JUSQU'A CE QU'ELLES SOIENT TENDRES.

- 2 cuillères à café de zeste de citron (voir<u>recette</u>)
- 1½ livre de ragoût d'agneau, coupé en cubes de 1 pouce
- 2 cuillères à soupe d'huile d'olive
- 2 tasses d'oignons hachés
- 1 tasse de carotte râpée
- 1 tasse de radis hachés
- 1 cuillère à soupe d'ail haché (6 gousses)
- 2 cuillères à soupe de purée de tomates non salée
- ½ tasse de vin rouge sec
- 4 tasses de bouillon de bœuf (voir<u>recette</u>) ou bouillon de bœuf non salé
- 1 feuille de laurier
- 2 tasses de citrouille, coupée en cubes de 1 pouce
- 1 tasse d'aubergines en dés
- 1 kg de racines de céleri pelées
- Asperges fraîches

1. Préchauffer le four à 250°F. Saupoudrer uniformément d'agneau épicé au citron. Remuer délicatement pour enrober. Chauffez un four hollandais de 6 à 8 pintes à feu moyen. Ajouter 1 cuillère à soupe d'huile d'olive et la moitié de l'assaisonnement à la cocotte d'agneau. Frire la

viande dans l'huile chaude de tous les côtés; Transférer la viande cuite dans une assiette et répéter avec le reste d'agneau et d'huile d'olive. Réduire le feu à moyen.

2. Mettez l'oignon, la carotte et le radis dans la marmite. Cuire et remuer les légumes pendant 4 minutes; Ajouter l'ail et la purée de tomates et cuire encore 1 minute. Ajouter le vin rouge, le bouillon de bœuf, la feuille de laurier et la viande et tout jus accumulé dans la casserole. Chauffer le mélange ci-dessus jusqu'au point d'ébullition. Couvrir et placer le four hollandais dans le four préchauffé. Cuire au four pendant 1 heure. Mélanger le potiron et l'aubergine. Remettre au four et cuire encore 30 minutes.

3. Lors de la cuisson au four, coupez des racines de céleri très fines avec une mandoline. Couper les tranches de céleri-rave en lanières de ½ pouce de large. (Vous devriez avoir environ 4 tasses.) Ajouter les lanières de céleri à la casserole. Laisser mijoter environ 10 minutes ou jusqu'à tendreté. Avant de servir le ragoût, retirez et jetez les feuilles de laurier. Saupoudrer de persil haché sur chaque portion.

COTELETTE D'AGNEAU FRANÇAISE AVEC SAUCE A LA GRENADE

PREPARATION:Cuire au four pendant 10 minutes : Refroidir au réfrigérateur pendant 18 minutes : 10 minutes Donne : 4 portions

LE TERME « FRANÇAIS » FAIT REFERENCE AUX COTESDONT LA GRAISSE, LA VIANDE ET LE TISSU CONJONCTIF ONT ETE RETIRES AVEC UN COUTEAU BIEN AIGUISE. CELA DONNE UNE PRESENTATION ATTRAYANTE. DEMANDEZ A VOTRE BOUCHER DE LE FAIRE, OU VOUS POUVEZ LE FAIRE VOUS-MEME.

SAUCE CHILI
- ½ tasse de jus de grenade non sucré
- 1 cuillère à café de jus de citron frais
- 1 échalote, pelée et coupée en fines rondelles
- 1 cuillère à café de zeste d'orange haché
- ⅓ tasse de dattes Medjool hachées
- ¼ cuillère à café de piment rouge broyé
- ¼ tasse de grenade*
- 1 cuillère à soupe d'huile d'olive
- 1 cuillère à soupe de persil italien haché (feuilles plates)

COTELETTE D'AGNEAU
- 2 cuillères à soupe d'huile d'olive
- 8 côtelettes d'agneau françaises

1. Pour la sauce chili, mélanger le jus de grenade, le jus de citron vert et la ciboulette dans une petite casserole. Bouilloire; hypothermie. Laisser mijoter 2 minutes. Ajouter le zeste d'orange, les dattes et le paprika haché. Laisser refroidir, environ 10 minutes. Mélanger les

graines de grenade, 1 cuillère à soupe d'huile d'olive et le persil. Porter à la température ambiante avant de servir.

2. Pour le steak, chauffer 2 cuillères à soupe d'huile d'olive dans une grande poêle à feu moyen. Par lots, placez les côtes levées dans la poêle et faites cuire à feu moyen (145°F) pendant 6 à 8 minutes, en retournant une fois. Verser la sauce chili sur le dessus.

*Note. Les grenades fraîches et leurs graines ou graines sont disponibles d'octobre à février. Si vous ne les trouvez pas, utilisez des graines séchées non sucrées pour donner au chutney un croquant supplémentaire.

COTELETTES D'AGNEAU CHIMICHURRI AVEC SALADE DE RADIS ROTIS

PREPARATION:30 minutes marinade : 20 minutes cuisson : 20 minutes Préparation : 4 portions

EN ARGENTINE, LE CHIMICHURRI EST LE CONDIMENT LE PLUS POPULAIREY COMPRIS LE CELEBRE GRILL GAUCHO DU PAYS. IL EXISTE DES VARIANTES, MAIS UNE SAUCE EPAISSE AUX HERBES EST GENERALEMENT PREPAREE AVEC DU PERSIL, DE LA CORIANDRE OU DE L'ORIGAN, DES ECHALOTES ET/OU DE L'AIL, DU PIMENT ROUGE BROYE, DE L'HUILE D'OLIVE ET DU VINAIGRE DE VIN ROUGE. IL SE MARIE BIEN AVEC LES VIANDES GRILLEES, MAIS SE MARIE BIEN AVEC L'AGNEAU, LE POULET ET LE PORC GRILLES OU POELES.

8 longes d'agneau, tranchées de 1 pouce d'épaisseur
½ tasse de sauce Chimichurri (voir recette)
2 cuillères à soupe d'huile d'olive
1 oignon doux, coupé en deux et tranché
1 cuillère à café d'aneth*
1 gousse d'ail, hachée
1 tête de radicchio, retirer le cœur et couper en fines tranches
1 cuillère à soupe de vinaigre balsamique

1. Placer les côtelettes d'agneau dans un très grand bol. Verser 2 cuillères à soupe de sauce Chimichurri sur le dessus. À l'aide de vos doigts, frottez la sauce sur toute la surface de chaque morceau. Laisser mariner les côtes pendant 20 minutes à température ambiante.

2. Pendant ce temps, faites chauffer 1 cuillère à soupe d'huile d'olive dans une très grande casserole pour faire cuire les

betteraves rôties. Ajouter l'oignon, l'aneth et l'ail; Cuire pendant 6-7 minutes ou jusqu'à ce que l'oignon soit tendre, en remuant souvent. Ajouter le radicchio; Cuire 1 à 2 minutes ou jusqu'à ce que le radicchio soit légèrement flétri. Transférer la salade dans un grand bol. Ajouter le vinaigre balsamique et bien mélanger. Couvrir et garder au chaud.

3. Essuyez la casserole. Ajouter 1 cuillère à soupe d'huile d'olive restante dans la poêle et chauffer à feu moyen. Ajouter l'agneau; Réduire le feu à moyen. Cuire de 9 à 11 minutes ou jusqu'à la cuisson désirée, en retournant les côtes de temps en temps avec des pinces.

4. Servir les côtes levées avec les boulettes de viande et le reste de la sauce Chimichurri.

*Note. Écrasez les graines de cumin avec un mortier et un pilon ou placez les graines sur une planche à découper et écrasez-les avec un couteau de chef.

ANCHOIS PANES ET COTELETTES D'AGNEAU AVEC SAUCE CAROTTE-PATATES DOUCES

PREPARATION:12 minutes refroidissement : 1-2 heures cuisson : 6 minutes Préparation : 4 portions

IL EXISTE TROIS TYPES DE COTELETTES D'AGNEAU.LES COUPES EPAISSES ET CHARNUES RESSEMBLENT A DE PETITS STEAKS AVEC OS. LES COTES - COMME ON LES APPELLE ICI - SONT OBTENUES EN COUPANT LA VIANDE D'AGNEAU ENTRE LES OS. ILS SONT TRES DOUX ET ONT UN LONG OS ATTRAYANT SUR LE COTE. ILS SONT GENERALEMENT SERVIS POELES OU GRILLES. LES ROULEAUX ABABA BON MARCHE SONT LEGEREMENT PLUS GRAS ET MOINS TENDRES QUE LES DEUX AUTRES TYPES. ILS SONT MIEUX DORES PUIS BRAISES DANS DU VIN, DU BOUILLON ET DES TOMATES OU UNE COMBINAISON DE CEUX-CI.

- 3 carottes moyennes, hachées grossièrement
- 2 petites patates douces, tranchées finement* ou tranchées finement
- ½ tasse de Paleo Mayo (voir recette)
- 2 cuillères à soupe de jus de citron frais
- 2 cuillères à café de moutarde de Dijon (voir recette)
- 2 cuillères à soupe de persil frais haché
- ½ cuillère à café de poivre noir
- 8 côtelettes d'agneau, coupées à ¾ de pouce d'épaisseur
- 2 cuillères à soupe de sauge fraîche hachée ou 2 cuillères à café de sauge séchée hachée
- 2 cuillères à café de piments ancho moulus
- ½ cuillère à café d'ail en poudre

1. Pour préparer, combiner les carottes et les patates douces dans un bol moyen. Dans un petit bol, mélanger la

mayonnaise paléo, le jus de lime, la moutarde de Dijon, le persil et le poivre noir. Verser les carottes et les patates douces; jeter le manteau. Couvrir et réfrigérer pendant 1 à 2 heures.

2. Pendant ce temps, combiner la sauge, le piment de la Jamaïque et la poudre d'ail dans un petit bol. Frotter le mélange d'épices sur les côtelettes d'agneau.

3. Pour les grils au charbon de bois ou au gaz, placez les côtelettes d'agneau directement sur le gril à feu moyen. Couvrir et cuire 6-8 minutes à feu moyen (145°F) ou 10-12 minutes à feu moyen (150°F), en retournant une fois à mi-cuisson.

4. Servir les côtelettes d'agneau avec la sauce.

*Remarque : Utilisez une mandoline avec une julienne pour couper les patates douces.

COTE D'AGNEAU AUX ECHALOTES, MENTHE ET ORIGAN

PREPARATION:20 minutes Marinade : 1 à 24 heures Cuisson : 40 minutes Cuisson : 12 minutes Donne : 4 portions

COMME LA PLUPART DES MARINADES,PLUS LONGTEMPS VOUS LAISSEREZ LES COTELETTES D'AGNEAU FROTTEES D'HERBES AVANT LA CUISSON, MEILLEURES SERONT LEUR SAVEUR. L'EXCEPTION A CETTE REGLE EST LORSQUE VOUS UTILISEZ DES MARINADES QUI CONTIENNENT DES INGREDIENTS TRES ACIDES TELS QUE DES JUS D'AGRUMES, DU VINAIGRE ET DU VIN. SI VOUS LAISSEZ LA VIANDE TREMPER TROP LONGTEMPS DANS LA MARINADE ACIDE, LA VIANDE COMMENCERA A SE GATER ET A SE TRANSFORMER EN PATE.

AGNEAU

- 2 cuillères à soupe de ciboulette hachée
- 2 cuillères à soupe de menthe fraîche finement hachée
- 2 cuillères à soupe d'origan frais haché
- 5 cuillères à café d'épices méditerranéennes (voir recette)
- 4 cuillères à café d'huile d'olive
- 2 gousses d'ail, hachées
- 8 côtelettes d'agneau, tranchées d'environ 1 pouce d'épaisseur

SALADE

- ¾ livre de radis tranchés
- 1 cuillère à soupe d'huile d'olive
- ¼ tasse de jus de citron frais
- ¼ tasse d'huile d'olive
- 1 cuillère à soupe de ciboulette hachée
- 1 cuillère à café de moutarde de Dijon (voir recette)
- 6 tasses de légumes mélangés

4 cuillères à café de ciboulette hachée

1. Dans un petit bol, mélanger l'agneau avec 2 cuillères à soupe d'échalote, de menthe, d'origan, 4 cuillères à café d'assaisonnement méditerranéen et 4 cuillères à café d'huile d'olive. Saupoudrer les côtelettes d'agneau à frotter; frotter avec les doigts. Placer le morceau de viande sur une assiette; Couvrir d'un film alimentaire et réfrigérer pendant au moins 1 heure ou jusqu'à 24 heures.

2. Préchauffer le four à 400°F pour cuire la salade. frottez bien les betteraves; couper en tranches. Verser dans un plat allant au four de 2 pintes. Verser 1 cuillère à soupe d'huile d'olive sur le dessus. Couvrir la plaque avec du papier d'aluminium. Cuire au four environ 40 minutes ou jusqu'à ce que les betteraves soient tendres. Laisser refroidir complètement. (Les betteraves peuvent être rôties 2 jours à l'avance.)

3. Dans un bocal à visser, mélanger le jus de citron, ¼ tasse d'huile d'olive, 1 cuillère à soupe d'échalote, la moutarde de Dijon et la cuillère à café restante d'assaisonnement méditerranéen. Fermez le couvercle et secouez bien. Combiner les betteraves et les légumes verts dans un saladier; incorporer un peu de vinaigre.

4. Pour un gril à charbon ou à gaz, placez les côtes levées sur un gril graissé directement à feu moyen. Couvrir et cuire jusqu'à la cuisson désirée en retournant une fois à mi-cuisson. Prévoyez 12 à 14 minutes pour une cuisson mi-saignante (145 °F) ou 15-17 minutes pour une cuisson mi-saignante (160 °F).

5. Pour servir, placez 2 filets d'agneau et une portion de salade sur chacune des quatre assiettes. Parsemer de ciboulette. Versez le reste de vinaigre.

SANDWICH A L'AGNEAU FARCI DU JARDIN AU POIVRON ROUGE

PREPARATION:20 minutes repos : 15 minutes cuisson : 27 minutes Préparation : 4 portions

LE COULIS N'EST RIEN DE PLUS QU'UNE SIMPLE SAUCE ONCTUEUSEA BASE DE PUREE DE FRUITS OU DE LEGUMES. LA BELLE ET BRILLANTE SAUCE CHILI ROUGE DE CES BURGERS D'AGNEAU OBTIENT LE DOUBLE DE LA FUMEE DU GRIL ET DU PAPRIKA FUME.

COULIS DE PIMENT ROUGE

- 1 gros piment rouge
- 1 cuillère à soupe de vin blanc sec ou de vinaigre blanc
- 1 cuillère à café d'huile d'olive
- ½ cuillère à café de paprika fumé

HAMBURGERS

- ¼ tasse de tomates séchées au soleil sans soufre hachées
- ¼ tasse de courgettes hachées
- 1 cuillère à soupe de basilic frais haché
- 2 cuillères à café d'huile d'olive
- ½ cuillère à café de poivre noir
- 1½ kg d'agneau haché
- 1 blanc d'oeuf, légèrement battu
- 1 cuillère à soupe d'épices méditerranéennes (voir recette)

1. Placer le poivron rouge directement sur le gril à feu moyen. Couvrir et cuire au four pendant 15 à 20 minutes ou jusqu'à ce qu'ils soient carbonisés et très tendres. Retourner les poivrons toutes les 5 minutes pour les dorer des deux côtés. Retirer du gril et placer complètement dans un sac en papier ou en aluminium avec les poivrons.

Laisser reposer 15 minutes ou jusqu'à ce qu'il soit suffisamment froid pour être manipulé. Peler soigneusement avec un couteau bien aiguisé et jeter. Coupez le poivron en quartiers dans le sens de la longueur et retirez la tige, les graines et la membrane. Mélanger les poivrons rôtis, le vin, l'huile d'olive et le paprika fumé dans un robot culinaire. Couvrir et traiter ou mélanger jusqu'à consistance lisse.

2. Pendant ce temps, pour la garniture, mettez les tomates séchées dans un petit bol et versez dessus de l'eau bouillante. Laisser reposer 5 minutes; Eaux usées. Séchez les tranches de tomates et de courgettes avec du papier absorbant. Dans un petit bol, mélanger les tomates, les courgettes, le basilic, l'huile d'olive et ¼ de cuillère à café de poivre noir ; mettre de côté.

3. Mélanger l'agneau haché, les blancs d'œufs, le ¼ de cuillère à café de poivre noir restant et les épices méditerranéennes dans un grand bol; Mélanger. Diviser le mélange de viande en huit portions égales et façonner chacune en une galette de ¼ de pouce d'épaisseur. Une cuillère pour quatre miches de pain; Saupoudrer le reste de la garniture sur le dessus et presser les bords avec la garniture.

4. Placez le steak sur le gril directement à feu moyen. Couvrir et cuire au four de 12 à 14 minutes ou jusqu'à ce qu'il soit cuit (160 F), en retournant une fois à mi-cuisson.

5. Mettez du poivron rouge sur les hamburgers.

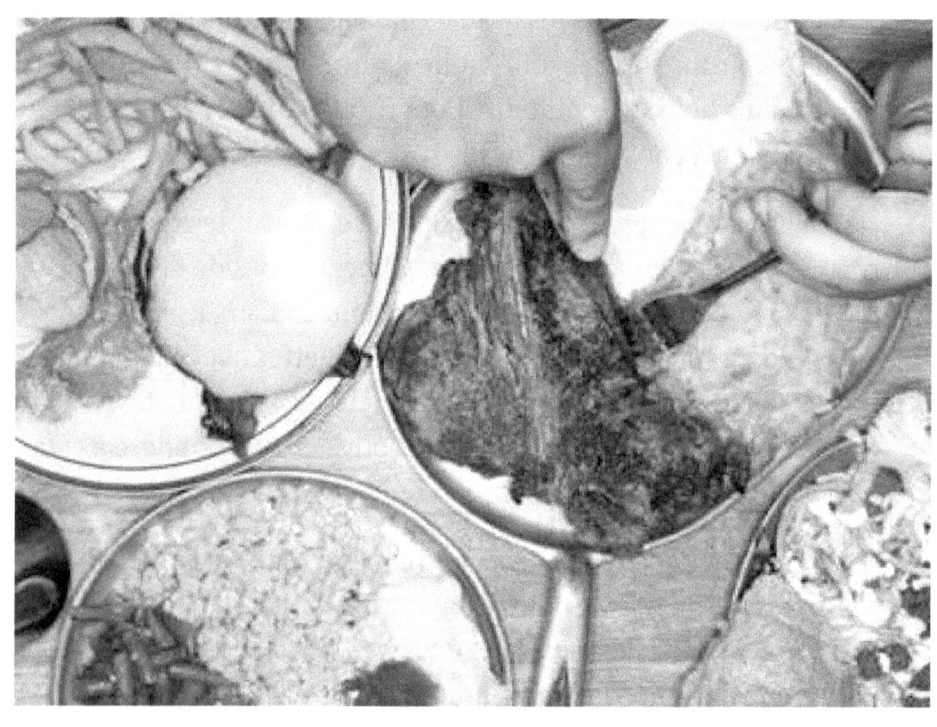

DOUBLE AGNEAU ORIGAN SAUCE TZATZIKI

TREMPER:30 min cuisson : 20 min refroidissement : 30 min cuisson : 8 min préparation : 4 portions

CES BROCHETTES D'AGNEAU SONT ESSENTIELLEMENTAPPELEE KOFTAN EN MEDITERRANEE ET AU MOYEN-ORIENT, LA VIANDE HACHEE ASSAISONNEE (GENERALEMENT DE L'AGNEAU OU DU BŒUF) EST FORMEE EN BOULES OU EN BROCHETTE ET GRILLEE. L'ORIGAN FRAIS ET SECHE LEUR DONNE CETTE MERVEILLEUSE SAVEUR GRECQUE.

Bâton en bois de 8 x 10 pouces

BROCHETTE D'AGNEAU

1½ kg d'agneau haché maigre

1 petit oignon, haché et séché

1 cuillère à soupe d'origan frais haché

2 cuillères à café d'origan séché, haché

1 cuillère à café de poivre noir

SAUCE TZATZIKI

1 tasse de Paleo Mayo (voir recette)

½ gros concombre, épépiné, haché et séché

2 cuillères à soupe de jus de citron frais

1 gousse d'ail, hachée

1. Faire tremper le stick dans l'eau pendant 30 minutes afin qu'il soit immergé.

2. Dans un grand bol, mélanger l'agneau haché, l'oignon, les feuilles d'origan fraîches et séchées et le poivre. Mélanger. Diviser le mélange d'agneau en huit portions égales. Façonnez chaque pièce en forme d'environ une demi-

barre, créant un support de 5 par 1 pouce. Couvrir et réfrigérer pendant au moins 30 minutes.

3. Pendant ce temps, pour la sauce tzatziki, combiner la mayonnaise paléo, le concombre, le jus de citron vert et l'ail dans un petit bol. Couvrir et réfrigérer jusqu'au moment de servir.

4. Pour les grils au charbon de bois ou au gaz, placez l'agneau directement sur le gril à feu moyen. Couvrir et cuire à feu moyen (160°F) environ 8 minutes en retournant à mi-cuisson.

5. Servir les brochettes d'agneau avec la sauce Tzatziki.

POULET GRILLE AU SAFRAN ET CITRON

PREPARATION:15 minutes de refroidissement : 8 heures de cuisson : 1 heure 15 minutes de repos : 10 minutes de cuisson : 4 portions

LE SAFRAN EST UN PISTOLET SECHEUN CERTAIN TYPE DE SAFRAN. C'EST CHER, MAIS UN PEU VA UN LONG CHEMIN. IL DONNE A CE POULET FRIT CROUSTILLANT UNE SAVEUR RICHE ET TERREUSE ET UNE BELLE COULEUR DOREE.

- 1 poulet entier 4-5 kg
- 3 cuillères à soupe d'huile d'olive
- 6 gousses d'ail, écrasées et pelées
- 1½ cuillères à soupe de zeste de citron haché
- 1 cuillère à soupe de thym frais
- 1½ cuillères à café de poivre noir moulu
- ½ cuillère à café de fil de safran
- 2 feuilles de laurier
- 1 citron coupé en quartiers

1. Coupez le cou et les intestins du poulet; jetés ou conservés à d'autres fins. Nettoyez la cavité du poulet; sécher avec une serviette en papier. Coupez tout excès de peau ou de graisse de la carcasse.

2. Mélanger l'huile d'olive, l'ail, le zeste de citron, le thym, le poivre et le safran dans un robot culinaire. Forme une pâte lisse.

3. Frottez le mélange à l'extérieur et à l'intérieur du poulet avec vos doigts. Transférer le poulet dans un grand bol; Couvrir et réfrigérer pendant au moins 8 heures ou toute la nuit.

4. Préchauffer le four à 425°F. Placer les quartiers de citron et les feuilles de laurier dans la cavité du poulet. Attachez les épingles avec de la ficelle de cuisine 100 % coton. Rentrez les ailes sous le poulet. Insérez un thermomètre à viande allant au four dans la cuisse sans toucher l'os. Placer le poulet sur une grille dans une grande casserole.

5. Cuire le gâteau pendant 15 minutes. Réduire la température du four à 375 °F. Cuire au four environ 1 heure de plus ou jusqu'à ce que l'eau soit claire et que le thermomètre indique 175 °F. Tente de poulet avec du papier d'aluminium. Laisser reposer 10 minutes avant de graver.

BROCHETTES DE POULET AU CAILLE DE HARICOTS

PREPARATION:40 minutes Cuisson : 1 heure 5 minutes Repos : 10 minutes Préparation : 4 portions

"SPATCHCOCK" EST UN VIEUX TERME DE CUISINERECEMMENT UTILISE A NOUVEAU POUR DECRIRE COUPER LE DOS D'UN PETIT OISEAU, COMME UNE POULE OU UNE VOLAILLE, L'OUVRIR ET L'APLATIR COMME UN LIVRE POUR LE CUIRE PLUS RAPIDEMENT ET PLUS UNIFORMEMENT. IL EST SIMILAIRE A UN PAPILLON MAIS NE S'APPLIQUE QU'AUX OISEAUX.

POULET
- 1 piment poblano
- 1 cuillère à soupe de ciboulette hachée
- 3 gousses d'ail, hachées
- 1 cuillère à café de zeste de citron haché
- 1 cuillère à café de zeste de citron haché
- 1 cuillère à café d'arôme de fumée (voir recette)
- ½ cuillère à café d'origan séché, haché
- ½ cuillère à café d'aneth
- 1 cuillère à soupe d'huile d'olive
- 1 poulet entier 3-3½ kg

SALADE DE CHOU
- ½ tapioca moyen, pelé et coupé en julienne (environ 3 tasses)
- ½ tasse d'oignons verts tranchés finement (4)
- 1 pomme Granny Smith, pelée, évidée et coupée en julienne
- ⅓ tasse de coriandre fraîche hachée
- 3 cuillères à soupe de jus d'orange frais
- 3 cuillères à soupe d'huile d'olive
- 1 cuillère à café d'épices au citron (voir recette)

1. Pour un gril au charbon de bois, placez des charbons moyennement chauds sur un côté du gril. Placez la lèchefrite sous le côté vide du gril. Placez le poblano sur le gril directement sur les braises au centre. Couvrir et cuire au four pendant 15 minutes ou jusqu'à ce que le poblano soit uniformément carbonisé de tous les côtés, en le retournant de temps en temps. Enveloppez immédiatement le poblano dans du papier d'aluminium; laisser reposer 10 minutes. Ouvrez le papier d'aluminium et coupez le poblano en deux dans le sens de la longueur; enlever les tiges et les graines (voir conseils). Retirez délicatement la peau avec un couteau bien aiguisé et jetez-la. Hacher le poblano. (Préchauffer sur le gril à gaz; réduire le feu à moyen. Ajuster pour la cuisson indirecte. Griller sur le brûleur comme ci-dessus.)

2. Pour le frottement, combiner le poblano, les échalotes, l'ail, le zeste de citron, le zeste de citron, l'assaisonnement fumé, l'origan et le cumin dans un petit bol. Incorporer l'huile; mélanger jusqu'à consistance lisse.

3. Retirer le poulet en enlevant le cou et les organes (réserver pour un autre usage). Placer la poitrine de poulet vers le bas sur une planche à découper. À l'aide de ciseaux de cuisine, coupez le long d'un côté de la colonne vertébrale, en commençant par le cou. Répétez la coupe longitudinale sur le côté opposé de la colonne vertébrale. Enlèvement et retrait de la colonne vertébrale. Retournez la peau du poulet. Appuyez au centre de la poitrine pour casser le sternum et placez le poulet sur son ventre.

4. En commençant par le cou d'un côté de la poitrine, glissez vos doigts entre la peau et la chair, en desserrant la peau en vous déplaçant vers les cuisses. Peau lâche autour des cuisses. Répétez de l'autre côté. Utilisez vos doigts pour frotter la viande sous la peau du poulet.

5. Placez la poitrine de poulet vers le bas sur le gril dans la lèchefrite. Équilibrez deux briques recouvertes de papier d'aluminium ou une grande poêle en fonte. Couvrir et cuire 30 minutes. Retournez les os de poulet sur la grille et alourdissez-les à nouveau avec une brique ou une poêle. Cuire, couvert, environ 30 minutes ou jusqu'à ce que le poulet ne soit plus rosé (175 °F sur la cuisse). Retirer le poulet du gril; laisser reposer 10 minutes. (Pour le gril à gaz, placez le poulet sur le gril à l'abri de la chaleur. Faites cuire comme ci-dessus.)

6. Pendant ce temps, mélanger la betterave, l'oignon, la pomme et la coriandre dans un grand bol. Dans un petit bol, mélanger l'assaisonnement aux herbes, le jus d'orange, l'huile et le citron. Verser sur le mélange de jicama et mélanger. Servir le poulet à la spatule.

POULET FRIT AVEC VODKA, CAROTTE ET KETCHUP

PREPARATION:15 minutes de cuisson : 15 minutes de cuisson : 30 minutes Préparation : 4 portions

LA VODKA PEUT ETRE FABRIQUEE A PARTIR DE PLUSIEURS INGREDIENTSDE NOMBREUX ALIMENTS, Y COMPRIS LES POMMES DE TERRE, LE MAÏS, LE SEIGLE, LE BLE ET L'ORGE, MEME LES RAISINS. BIEN QUE CETTE SAUCE NE CONTIENNE PAS BEAUCOUP DE VODKA DIVISEE EN QUATRE PORTIONS, VERIFIEZ SI LA VODKA AUX POMMES DE TERRE OU AU RAISIN CONVIENT AUX PALEO.

- 3 cuillères à soupe d'huile d'olive
- 4 cuisses de poulet désossées ou maigres, avec la peau
- 1 boîte de 28 onces de tomates italiennes non salées, égouttées
- ½ tasse d'oignon haché
- ½ tasse de carottes hachées
- 3 gousses d'ail, hachées
- 1 cuillère à café d'épices méditerranéennes (voir recette)
- ⅛ cuillère à café de poivre de Cayenne
- 1 brin de romarin frais
- 2 cuillères à soupe de vodka
- 1 cuillère à soupe de basilic frais haché (facultatif)

1. Préchauffer le four à 375°F. Faites chauffer 2 cuillères à soupe d'huile dans une très grande casserole à feu moyen. Ajouter le poulet; Cuire au four environ 12 minutes ou jusqu'à ce qu'ils soient dorés et uniformément dorés. Placer la casserole dans le four préchauffé. Cuire à découvert pendant 20 minutes.

2. Pendant ce temps, coupez les tomates avec des ciseaux pour faire la sauce. Faites chauffer la cuillère à soupe d'huile restante dans une poêle à feu moyen. Ajouter l'oignon, la carotte et l'ail; Cuire 3 minutes ou jusqu'à tendreté, en remuant souvent. Mélangez des tomates concassées, des épices méditerranéennes, du poivre de Cayenne et un brin de romarin. Porter à ébullition à feu moyen; hypothermie. Laisser mijoter 10 minutes en remuant de temps en temps. Incorporer la vodka; cuire 1 minute de plus; retirer et jeter les brins de romarin.

3. Versez la sauce sur le poulet dans la poêle. Remettre le plat au four. Cuire, couvert, environ 10 minutes ou jusqu'à ce que le poulet soit tendre et ne soit plus rose (175 °F). Saupoudrer de basilic, si désiré.

POULET ROTI ET FRITES DE RUTABAGA

PREPARATION:40 minutes cuisson : 40 minutes Préparation : 4 portions

LES CHIPS DE RUTABAGA SONT DELICIEUSESSERVIS AVEC DU POULET FRIT ET DU JUS, MAIS ILS SONT TOUT AUSSI BONS AVEC DU KETCHUP (VOIRRECETTE) OU SERVI AVEC DE L'AÏOL PALEO BELGE (MAYONNAISE A L'AIL, VOIRRECETTE).

6 cuillères à soupe d'huile d'olive

1 cuillère à soupe d'épices méditerranéennes (voirrecette)

4 cuisses de poulet désossées avec peau (environ 1 livre au total)

4 cuisses de poulet avec peau (environ 1 kg au total)

1 verre de vin blanc sec

1 tasse de bouillon de poulet (voirrecette) ou bouillon de poulet non salé

1 petit oignon, coupé en quatre

Huile d'olive

1½-2 kg de rutabaga

2 cuillères à soupe de ciboulette fraîche hachée

Poivres noirs

1. Préchauffer le four à 400°F. Dans un petit bol, mélanger 1 cuillère à soupe d'huile d'olive et l'assaisonnement méditerranéen ; frotter dans le poulet. Faire chauffer 2 cuillères à soupe d'huile dans une très grande casserole. Ajouter les morceaux de poulet, côté viande vers le bas. Cuire à découvert pendant environ 5 minutes ou jusqu'à ce qu'ils soient dorés. Retirez la casserole du feu. Retourner le côté brun du poulet. Ajouter le vin, le bouillon d'os de poulet et l'oignon.

2. Placer le moule sur la grille du milieu du four. Cuire à découvert pendant 10 minutes.

3. Pendant ce temps, graissez légèrement la grande plaque à pâtisserie avec de l'huile d'olive. mettre de côté. Pelez le rutabaga. À l'aide d'un couteau bien aiguisé, couper le rutabaga en tranches de ½ pouce. Couper les tranches dans le sens de la longueur en bandes de ½ pouce. Dans un grand bol, mélanger les lanières de rutabaga avec les 3 cuillères à soupe d'huile restantes. Étendre les lanières de rutabaga en une seule couche sur le papier sulfurisé préparé; Placer sur la grille du haut du four. Cuire au four pendant 15 minutes; Retournez les pommes de terre. Cuire au four encore 10 minutes ou jusqu'à ce qu'il ne soit plus rosé (175 °F). Retirer le poulet du four. Cuire les pommes de terre pendant 5 à 10 minutes ou jusqu'à ce qu'elles soient dorées et tendres.

4. Retirer le poulet et l'oignon de la poêle en réservant le jus. Enrober le poulet et les oignons pendant qu'ils sont chauds. Porter le jus à ébullition à feu moyen; hypothermie. Cuire à couvert encore 5 minutes ou jusqu'à ce que le jus se soit un peu évaporé.

5. Au moment de servir, ajouter la ciboulette et saupoudrer de poivre. Servir le poulet avec le bouillon et les pommes de terre.

COQ AU VIN TROIS CHAMPIGNONS A LA PUREE DE CIBOULETTE AU RUTABAGA

PREPARATION:15 minutes de cuisson : 1 heure 15 minutes de cuisson : 4 à 6 portions

S'IL Y A DES RAISINS DANS LE BOLAPRES AVOIR TREMPE LES CHAMPIGNONS SECHES, FILTREZ LE LIQUIDE A TRAVERS UNE DOUBLE COUCHE DE GAZE SUR UN TAMIS FIN ET C'EST PRET.

- 1 once de cèpes séchés ou plus
- 1 tasse d'eau bouillante
- 2-2½ kg de hauts de cuisse et de pilons de poulet, sans la peau
- Poivres noirs
- 2 cuillères à soupe d'huile d'olive
- 2 poireaux moyens, coupés en deux dans le sens de la longueur, lavés et tranchés finement
- 2 champignons portobello, tranchés
- 8 onces de coquilles d'huîtres fraîches, écaillées et champignons de Paris frais tranchés ou en dés
- ¼ tasse de pâte de tomate non salée
- 1 cuillère à café de marjolaine séchée, hachée
- ½ cuillère à café de thym séché, haché
- ½ tasse de vin rouge sec
- 6 tasses de bouillon de poulet (voir recette) ou bouillon de poulet non salé
- 2 feuilles de laurier
- 2-2½ kg de rutabaga, pelé et haché
- 2 cuillères à soupe de ciboulette fraîche hachée
- ½ cuillère à café de poivre noir
- thym frais haché (facultatif)

1. Faites bouillir le thé et l'eau bouillante dans un petit bol; laisser reposer 15 minutes. Retirer les champignons,

réserver l'eau de trempage. Hacher les champignons. Réserver les champignons et le liquide de trempage.

2. Saupoudrer de poivre sur le poulet. Dans une très grande casserole avec un couvercle hermétique, chauffer 1 cuillère à soupe d'huile d'olive à feu moyen à élevé. Faites frire les morceaux de poulet en deux fois dans l'huile chaude pendant environ 15 minutes jusqu'à ce qu'ils soient légèrement dorés, en les retournant une fois. Retirer le poulet de la poêle. Incorporer les poireaux, les champignons portobello et les pleurotes. Cuire de 4 à 5 minutes ou jusqu'à ce que les champignons commencent à dorer, en remuant de temps à autre. Ajouter la purée de tomates, la marjolaine et le thym et bien mélanger; Cuire et remuer pendant 1 minute. Incorporer le vin; Cuire et remuer pendant 1 minute. Incorporer 3 tasses de bouillon d'os de poulet, les feuilles de laurier, ½ tasse de bouillon de champignons réservé et les champignons hachés réhydratés. Remettre le poulet dans la poêle. Bouilloire; hypothermie. Couvrir et laisser mijoter environ 45 minutes ou jusqu'à ce que le poulet soit cuit.

3. Pendant ce temps, combiner les rutabagas et les 3 tasses de bouillon restantes dans une grande casserole. Si nécessaire, ajouter de l'eau pour recouvrir le rutabaga. Bouilloire; hypothermie. Couvrir et laisser mijoter de 25 à 30 minutes ou jusqu'à ce que le rutabaga soit tendre, en remuant de temps à autre. Égoutter le rutabaga en réservant le liquide. Remettre les rutabagas dans la marmite. Ajouter 1 cuillère à soupe d'huile d'olive restante, la ciboulette et ½ cuillère à café de poivre. Écrasez le mélange de rutabaga avec un pilon à pommes

de terre et ajoutez le liquide de cuisson jusqu'à la consistance désirée.

4. Retirer les feuilles de laurier du mélange de poulet; ne le jetez pas. Servir le poulet et la sauce sur du rutabaga râpé. Saupoudrer de thym frais si désiré.

CUISSES GLACEES A L'EAU-DE-VIE DE PECHE

PRÉPARATION:30 minutes Cuisson : 40 minutes Préparation : 4 portions

CES CUISSES DE POULET SONT PARFAITESD'APRES UNE RECETTE D'EPAULE DE PORC FROTTEE ASSAISONNEE A LA TUNISIENNE AVEC SALADE CROUSTILLANTE ET PATATES DOUCES EPICEES CUITES AU FOUR (VOIRRECETTE). ICI, ILS SONT SERVIS AVEC UNE SALADE DE CHOU CROUSTILLANTE AUX RADIS, MANGUE ET MENTHE (VOIRRECETTE).

GLAÇAGE A L'EAU-DE-VIE DE PECHE

- 1 cuillère à soupe d'huile d'olive
- ½ tasse d'oignon haché
- 2 pêches fraîches de taille moyenne, coupées en deux, épépinées et hachées finement
- 2 cuillères à soupe de cognac
- 1 tasse de sauce BBQ (voirrecette)
- 8 cuisses de poulet (2-2½ livres au total), sans peau, si désiré

1. Pour le glaçage, faire chauffer l'huile d'olive à feu moyen. Ajouter les oignons; Cuire environ 5 minutes ou jusqu'à tendreté, en remuant de temps en temps. Ajouter les pêches. Couvrir et cuire de 4 à 6 minutes ou jusqu'à ce que les pêches soient tendres, en remuant de temps à autre. Ajouter le cognac; Cuire à couvert pendant 2 minutes en remuant de temps en temps. Laisser refroidir un peu. Transférer le mélange de pêches dans un mélangeur ou un robot culinaire. Couvrir et mélanger ou traiter jusqu'à consistance lisse. Ajouter la sauce barbecue. Couvrir et mélanger ou traiter jusqu'à consistance lisse. Remettre la

sauce dans la casserole. Cuire à feu moyen jusqu'à ce que le tout soit bien chaud. Verser ¾ de tasse de sauce dans un petit bol pour enrober le poulet. Gardez le reste de la sauce au chaud pour l'utiliser avec le poulet grillé.

2. Pour un gril au charbon de bois, placez des charbons moyennement chauds autour de la lèchefrite. Vérifiez la lèchefrite pour un feu moyen. Placer les cuisses de poulet sur une grille au-dessus de la lèchefrite. Couvrir et cuire 40 à 50 minutes ou jusqu'à ce que le poulet ne soit plus rose (175 °F), en le retournant à mi-cuisson et en badigeonnant avec ¾ tasse de glaçage pêche-cognac pendant les 5 à 10 dernières minutes. (Dans un gril à gaz, préchauffer le gril. Réduire le feu à moyen. Ajuster le feu pour une cuisson indirecte. Placer les cuisses de poulet sur une poêle non chaude. Couvrir et cuire comme indiqué.)

SALADE DE MANGUE, MELON, POULET, PIMENT

PREPARATION:40 minutes Refroidissement/marinage : 2-4 heures Cuisson : 50 minutes
Préparation : 6-8 portions

ANCHO CHILI EST UN POBLANO SEC– UN PIMENT VERT FONCE BRILLANT AU GOUT FRAIS. LES PIMENTS ANCHO ONT UNE SAVEUR LEGEREMENT FRUITEE AVEC DES NOTES DE PRUNE OU DE RAISIN SEC ET JUSTE UN SOUPÇON D'AMERTUME. LES NOUVEAUX POIVRONS MEXICAINS PEUVENT ETRE MODEREMENT PIQUANTS. CE SONT LES POIVRONS ROUGES FONCES QUE VOUS VOYEZ SUSPENDUS AUX RISTRAS - LES POIVRONS SECHES COLORES - DANS LE SUD-OUEST.

POULET
- 2 piments séchés du Nouveau-Mexique
- 2 piments séchés
- 1 tasse d'eau bouillante
- 3 cuillères à soupe d'huile d'olive
- 1 gros oignon doux, pelé et haché finement
- 4 tomates Roma, évidées
- 1 cuillère à soupe d'ail haché (6 gousses)
- 2 cuillères à café de graines de cumin
- 1 cuillère à café d'origan séché, haché
- 16 cuisses de poulet

SALADE
- 2 tasses de cantaloup haché
- 2 tasses de sauce au miel
- 2 tasses de mangue en dés
- ¼ tasse de jus de citron frais
- 1 cuillère à café de piment en poudre

½ cuillère à café d'aneth

¼ tasse de coriandre fraîche hachée

1. Retirez les tiges et les graines des piments séchés du Nouveau-Mexique et des piments ancho. Chauffer une grande poêle à feu moyen. Faire frire les poivrons dans la poêle pendant 1 à 2 minutes ou jusqu'à ce qu'ils soient parfumés et légèrement grillés. Placer les poivrons rôtis dans un petit bol; Ajouter de l'eau bouillante dans le bol. Laisser reposer pendant au moins 10 minutes ou jusqu'à ce qu'il soit prêt à l'emploi.

2. Faites chauffer le poulet. Tapisser une plaque à pâtisserie de papier d'aluminium; Badigeonner le papier d'aluminium avec 1 cuillère à soupe d'huile d'olive. Mettez les tranches d'oignon et de tomate dans la poêle. Cuire environ 4 pouces au-dessus du feu pendant 6 à 8 minutes ou jusqu'à ce qu'ils soient tendres et carbonisés. Égouttez les poivrons et réservez l'eau.

3. Pour la marinade, combiner le piment, l'oignon, la tomate, l'ail, le cumin et l'origan dans un mélangeur ou un robot culinaire. Couvrir et mélanger ou mélanger jusqu'à consistance lisse, en ajoutant de l'eau supplémentaire si nécessaire pour réduire en purée à la consistance désirée.

4. Placer le poulet dans un grand sac en plastique refermable dans un plat peu profond. Versez la marinade sur le poulet dans le sac et retournez le sac pour que la marinade soit uniformément recouverte. Laisser mariner au réfrigérateur pendant 2 à 4 heures en retournant le sac de temps en temps.

5. Pour la salade, mélanger le cantaloup, la vinaigrette au miel, la mangue, le jus de citron vert, les 2 cuillères à soupe d'huile d'olive restantes, la poudre de chili, le cumin et la coriandre dans un très grand bol. Mettez une veste. Couvrir et réfrigérer pendant 1 à 4 heures.

6. Pour un gril au charbon de bois, placez des charbons moyennement chauds autour de la lèchefrite. Assurez-vous que la poêle est à feu moyen. Égoutter le poulet en réservant la marinade. Placer le poulet sur une plaque à pâtisserie au-dessus de la lèchefrite. Badigeonner généreusement le poulet de la marinade réservée (enlever l'excédent de marinade). Couvrir et rôtir pendant 50 minutes ou jusqu'à ce que le poulet ne soit plus rosé (175 °F), en le retournant à mi-cuisson. (Sur un gril à gaz Préchauffer le gril. Réduire le feu à moyen. Ajuster pour une cuisson indirecte. Procéder comme indiqué en plaçant le poulet sur la cuisinière éteinte.) Servir les cuisses de poulet avec la salade.

PIEDS DE POULET TANDOORI AVEC LANIERES DE CONCOMBRE

PREPARATION:20 minutes Marinage : 2-24 heures Cuisson : 25 minutes Préparation : 4 portions

LES BANDES SONT FAITES A PARTIR DE NOIX DE CAJOUZESTE, JUS DE LIME, MENTHE, CORIANDRE ET CONCOMBRE. IL OFFRE UN CONTRASTE FRAIS AVEC LE POULET CHAUD ET EPICE.

POULET
- 1 oignon, haché finement
- 1 morceau de gingembre frais de 2 pouces, pelé et coupé en quartiers
- 4 gousses d'ail
- 3 cuillères à soupe d'huile d'olive
- 2 cuillères à soupe de jus de citron frais
- 1 cuillère à café d'aneth
- 1 cuillère à café de poudre de curcuma
- ½ cuillère à café de poivre moulu
- ½ cuillère à café de cannelle en poudre
- ½ cuillère à café de poivre noir
- ¼ cuillère à café de poivre de Cayenne
- 8 cuisses de poulet

CONCOMBRE RAYE
- 1 tasse de noix de cajou (voir recette)
- 1 cuillère à café de jus de citron frais
- 1 cuillère à soupe de menthe fraîche hachée
- 1 cuillère à soupe de coriandre fraîche hachée
- ½ cuillère à café d'aneth
- ⅛ cuillère à café de poivre noir
- 1 concombre moyen, pelé, nettoyé et coupé en dés (1 tasse)
- Tranches de citrons

1. Mélanger l'oignon, le gingembre, l'ail, l'huile d'olive, le jus de citron, le cumin, le curcuma, le poivre, la cannelle, le poivre noir et le poivre de Cayenne dans un mélangeur. Couvrir et mélanger ou traiter jusqu'à consistance lisse.

2. À l'aide de la pointe d'un couteau à éplucher, poignardez chaque jambe quatre ou cinq fois. Placer les pilons dans un grand sac de plastique refermable placé dans un grand bol. Ajouter le mélange d'oignons; mettre une veste. Laisser mariner au réfrigérateur pendant 2 à 24 heures en retournant le sac de temps en temps.

3. Faites chauffer le poulet. Retirer le poulet de la marinade. Essuyez l'excès de marinade du bouleau avec une serviette en papier. Placer le bouleau sur la grille d'une lèchefrite non brûlée ou sur une plaque à pâtisserie tapissée de papier d'aluminium. Cuire au four à 6-8 pouces de la source de chaleur pendant 15 minutes. Retournez les jambes; Laisser mijoter environ 10 minutes ou jusqu'à ce que le poulet ne soit plus rose (175 °F).

4. Pour faire les rayures, combiner les coquilles de noix de cajou, le jus de citron vert, la menthe, la coriandre, le cumin et le poivre noir dans un bol moyen. Incorporer délicatement les concombres.

5. Servir le poulet avec des quartiers de citron et des rayures.

RAGOUT DE POULET AU CURRY AVEC LEGUMES, ASPERGES ET POMME VERTE A LA MENTHE

PREPARATION:30 minutes de cuisson : 35 minutes d'attente : 5 minutes Préparation : 4 portions

- 2 cuillères à soupe d'huile de noix de coco raffinée ou d'huile d'olive
- 2 kg de poitrine de poulet désossée, peau facultative
- 1 tasse d'oignon haché
- 2 cuillères à soupe de gingembre frais râpé
- 2 cuillères à soupe d'ail haché
- 2 cuillères à soupe de curry en poudre non salé
- 2 cuillères à soupe de jalapeño haché, épépiné (voir conseils)
- 4 tasses de bouillon de poulet (voir recette) ou bouillon de poulet non salé
- 2 patates douces moyennes (environ 1 kg), pelées et coupées en dés
- 2 radis moyens (environ 6 onces), pelés et hachés finement
- 1 tasse de tomates hachées avec graines
- 8 onces d'asperges, parées et coupées en morceaux de 1 pouce
- 1 boîte de 13,5 oz de lait de coco ordinaire (comme Nature's Way)
- ½ tasse de coriandre fraîche hachée
- Goût pomme menthe (voir recette, dessous)
- une tranche de citron

1. Chauffer l'huile dans un faitout de 6 pintes à feu moyen-vif. Faire frire chaque lot de poulet dans l'huile chaude jusqu'à ce qu'il soit doré, environ 10 minutes. Transférer le poulet dans une assiette; mettre de côté.

2. Baisser le feu à moyen. Ajouter l'oignon, le gingembre, l'ail, la poudre de curry et le piment jalapeño dans la casserole. Cuire et remuer pendant 5 minutes ou jusqu'à ce que les oignons soient tendres. Incorporer le bouillon d'os de poulet, les patates douces, les radis et les tomates.

Remettez les morceaux de poulet dans la casserole en trempant le poulet dans le plus de liquide possible. Réduire le feu à moyen-doux. Couvrir et laisser mijoter 30 minutes ou jusqu'à ce que le poulet ne soit plus rosé et que les légumes soient tendres. Mélanger les asperges, le lait de coco et la coriandre. Evacuation de la chaleur. Laisser reposer 5 minutes. Si nécessaire, coupez le poulet des os pour le répartir uniformément dans les plats de service. Servir avec de la relish pomme-menthe et du citron.

Saveur pomme menthe : Broyez ½ tasse de noix de coco râpée non sucrée en poudre dans un robot culinaire. Ajouter 1 tasse de feuilles de coriandre fraîche et cuire à la vapeur; 1 tasse de feuilles de menthe fraîche; 1 pomme Granny Smith, épépinée et hachée; 2 cuillères à café de jalapeño haché, épépiné (voir conseils); et 1 cuillère à soupe de jus de citron frais. Battre jusqu'à ce qu'il soit finement haché.

SALADE PAILLARD DE POULET GRILLE AUX FRAMBOISES, BETTERAVES ET AMANDES GRILLEES

PREPARATION:30 minutes Cuisson : 45 minutes Marine : 15 minutes Cuisson : 8 minutes
Donne : 4 portions

½ tasse d'amandes entières

1½ cuillères à café d'huile d'olive

1 betterave moyenne

1 jaune moyen

2 demi-poitrines de poulet désossées et sans peau 6-8 oz

2 tasses de framboises fraîches ou surgelées, décongelées

3 cuillères à soupe de vinaigre de vin blanc ou rouge

2 cuillères à soupe d'estragon frais haché

1 cuillère à soupe de ciboulette hachée

1 cuillère à café de moutarde de Dijon (voir recette)

¼ tasse d'huile d'olive

Poivres noirs

8 tasses de salade printanière

1. Pour les amandes, préchauffer le four à 400°F. Étalez les amandes sur une petite plaque à pâtisserie et versez ½ cuillère à café d'huile d'olive sur le dessus. Cuire au four environ 5 minutes ou jusqu'à ce qu'ils soient parfumés et dorés. Laisser refroidir. (Les amandes peuvent être torréfiées 2 jours à l'avance et conservées dans un contenant hermétique.)

2. Placez les betteraves sur un petit morceau de papier d'aluminium et versez ½ cuillère à café d'huile d'olive sur chaque betterave. Enroulez lâchement le papier d'aluminium autour des radis et placez-les sur une plaque à pâtisserie ou une assiette. Cuire les betteraves dans un

four à 400 degrés pendant 40 à 50 minutes ou jusqu'à ce qu'elles soient tendres lorsqu'elles sont percées avec un couteau. Retirer du four et laisser reposer jusqu'à ce qu'il soit suffisamment froid pour être manipulé. Retirez la peau avec un scalpel. Couper les betteraves et réserver. (Évitez de mélanger les radis pour éviter qu'ils ne jaunissent. Vous pouvez rôtir et réfrigérer les radis 1 jour à l'avance. Laisser refroidir avant de consommer.)

3. Pour le poulet, coupez les poitrines de poulet en deux horizontalement. Placer chaque morceau de poulet entre deux morceaux de film alimentaire. Appuyez doucement avec un marteau à environ ¾ de pouce d'épaisseur. Placer le poulet dans une assiette creuse et réserver.

4. Pour le vinaigre, mélanger délicatement ¾ de tasse de framboises dans un grand bol avec un fouet (garder le reste pour la salade). Ajouter le vinaigre, l'estragon, les échalotes et la moutarde de Dijon; combattre ensemble. Ajouter ¼ tasse d'huile d'olive jusqu'à la ligne fine, bien mélanger. Verser ½ tasse de vinaigre sur le poulet; Soulevez le poulet sur le manteau (réservez le vinaigre restant pour la salade). Faire mariner le poulet à température ambiante pendant 15 minutes. Retirer le poulet de la marinade et saupoudrer de poivre; Jetez le reste de la marinade dans le récipient.

5. Pour un gril au charbon de bois ou au gaz, placez le poulet directement sur le gril à feu moyen. Couvrir et cuire au four de 8 à 10 minutes ou jusqu'à ce que le poulet ne soit plus rose, en le retournant une fois à mi-cuisson. (Le

poulet peut également être cuit dans un plat allant au four sur la cuisinière.)

6. Dans un grand bol, ajouter le reste de la laitue, les betteraves et 1¼ tasse de framboises. Verser le vinaigre réservé sur la salade; jeter délicatement dans la veste. Répartir la salade dans quatre assiettes de service; chacune garnie de poitrine de poulet grillée. Concassez les amandes grillées et saupoudrez le tout. Sers immédiatement.

POITRINE DE POULET FARCIE AU BROCOLI AVEC SAUCE TOMATE FRAICHE ET SALADE CESAR

PREPARATION:40 minutes Temps de préparation : 25 minutes Préparation : 6 portions

- 3 cuillères à soupe d'huile d'olive
- 2 cuillères à café d'ail haché
- ¼ cuillère à café de piment rouge broyé
- 1 kg de brocoli rave, paré et finement haché
- ½ tasse de raisins secs dorés sans soufre
- ½ tasse d'eau
- 4 demi-poitrines de poulet désossées 5-6 oz
- 1 tasse d'oignon haché
- 3 tasses de tomates hachées
- ¼ tasse de basilic frais haché
- 2 cuillères à café de vinaigre de vin rouge
- 3 cuillères à soupe de jus de citron frais
- 2 cuillères à soupe de Paleo Mayo (voir recette)
- 2 cuillères à café de moutarde de Dijon (voir recette)
- 1 cuillère à café d'ail haché
- ½ cuillère à café de poivre noir
- ¼ tasse d'huile d'olive
- 10 tasses de laitue romaine hachée

1. Faites chauffer 1 cuillère à soupe d'huile d'olive dans une grande casserole à feu moyen à élevé. Ajouter l'ail écrasé et le poivron rouge; Cuire et remuer pendant 30 secondes ou jusqu'à ce qu'il soit parfumé. Ajouter le brocoli haché, les raisins secs et ½ tasse d'eau. Couvrir et cuire environ 8 minutes ou jusqu'à ce que le brocoli soit flétri et tendre. Retirez le couvercle de la casserole; laisser l'excédent s'évaporer. Le bord.

2. Pour la friture, coupez la poitrine de poulet en deux dans le sens de la longueur ; Placez chaque morceau entre deux morceaux de pellicule plastique. À l'aide du bord plat d'un maillet, marteler légèrement le poulet à environ ¼ de pouce d'épaisseur. Placer environ ¼ tasse de mélange de brocoli-rave sur une extrémité courte de chaque rouleau; Rouler en repliant les bords pour que la garniture soit entièrement recouverte. (Peut être préparé 1 jour à l'avance et réfrigéré jusqu'à la cuisson.)

3. Faites chauffer 1 cuillère à soupe d'huile d'olive dans une grande casserole à feu moyen à élevé. Attachez les rouleaux avec la couture vers le bas. Cuire environ 8 minutes ou jusqu'à ce qu'ils soient uniformément dorés, en les retournant deux ou trois fois pendant la cuisson. Mettez les rouleaux sur une assiette.

4. Pour la sauce, chauffer la cuillère à soupe d'huile d'olive restante dans une poêle à feu moyen. Ajouter les oignons; Cuire environ 5 minutes ou jusqu'à ce qu'il soit translucide. Incorporer les tomates et le basilic. Placer les rouleaux dans la poêle sur la sauce. Porter à ébullition à feu moyen; hypothermie. Couvrir et laisser mijoter environ 5 minutes ou jusqu'à ce que les tomates commencent à s'écraser mais conservent leur forme et que les rouleaux soient uniformément chauffés.

5. Pour la vinaigrette, mélanger le jus de lime, la mayonnaise paléo, la moutarde style Dijon, l'ail et le poivre noir dans un petit bol. Arroser d'un quart de tasse d'huile d'olive et fouetter jusqu'à émulsion. Dans un grand bol, mélanger la vinaigrette avec la romaine hachée. Répartir dans six

assiettes romaines pour servir. Coupez le rouleau et conservez-le dans la romaine; verser sur la sauce tomate.

SHAWARMA DE POULET GRILLE AVEC LEGUMES EPICES ET SAUCE AUX PIGNONS DE PIN

PREPARATION:20 minutes marinade : 30 minutes cuisson : 10 minutes préparation : 8 paquets (4 portions)

- 1½ livre de demi-poitrines de poulet désossées et sans peau, coupées en morceaux de 2 pouces
- 5 cuillères à soupe d'huile d'olive
- 2 cuillères à soupe de jus de citron frais
- 1¾ cuillères à café d'aneth
- 1 cuillère à café d'ail haché
- 1 cuillère à café de piment en poudre
- ½ cuillère à café de poudre de curry
- ½ cuillère à café de cannelle en poudre
- ¼ cuillère à café de poivre de Cayenne
- 1 courgette moyenne, coupée en deux
- 1 petite aubergine, coupée en tranches de 1 pouce
- 1 gros piment jaune, coupé en deux et épépiné
- 1 oignon rouge moyen, coupé en quatre
- 8 tomates cerises
- 8 grandes feuilles de salade d'avocat
- Sauce ananas rôti (voir recette)
- Tranches de citrons

1. Pour faire la marinade, mélangez 3 cuillères à soupe d'huile d'olive, du jus de citron, 1 cuillère à café de cumin, de l'ail, ½ cuillère à café de paprika, du curry en poudre, ¼ de cuillère à café de cannelle et du poivre de Cayenne dans un petit bol. Placer les morceaux de poulet dans un grand sac plastique refermable placé dans un plat peu profond. Verser la sauce sur le poulet. Poches étroites ; Faites

glisser la poche sur la veste. Laisser mariner au réfrigérateur pendant 30 minutes en retournant le sac de temps en temps.

2. Retirez le poulet de la marinade; retirer la sauce. Enfiler le poulet sur quatre longues brochettes.

3. Placer la courgette, l'aubergine, le poivron et l'oignon sur la plaque à pâtisserie. Arroser de 2 cuillères à soupe d'huile d'olive. Saupoudrer de ¾ de cuillère à thé de cumin, de la ½ cuillère à thé de paprika restante et du ¼ de cuillère à thé de cannelle restante; Frottez légèrement les légumes. Couper les tomates en deux brochettes.

3. Placez les brochettes de poulet et de tomates et de légumes sur le gril à feu moyen pour un gril au charbon de bois ou au gaz. Couvrir et cuire jusqu'à ce que le poulet ne soit plus rose et que les légumes soient légèrement carbonisés et croustillants, en les retournant une fois. Donnez au poulet 10-12 minutes, aux légumes 8-10 minutes et aux tomates 4 minutes.

4. Retirer le poulet des brochettes. Effilochez le poulet et coupez les courgettes, les aubergines et les poivrons en bouchées. Retirez le pédoncule de la tomate (ne la coupez pas). Disposez le poulet et les légumes dans une assiette. Placer le poulet et les légumes sur les feuilles de laitue; arroser de sauce aux pignons de pin grillés. Servir avec des quartiers de citron.

POITRINE DE POULET FRITE AUX CHAMPIGNONS, CHOU-FLEUR, AIL ÉCRASÉ ET ASPERGES GRILLÉES

DU DÉBUT À LA FIN : Préparation : 4 portions en 50 minutes

4 demi-poitrines de poulet désossées de 10 à 12 oz, avec la peau

3 coupelles petits boutons blancs

1 tasse de poireau ou d'oignon jaune finement tranché

2 tasses de bouillon d'os de poulet (voir recette) ou bouillon de poulet non salé

1 verre de vin blanc sec

1 gros bouquet de thym frais

Poivres noirs

vinaigre blanc (facultatif)

1 tête de chou-fleur, divisée en bouquets

12 gousses d'ail pelées

2 cuillères à soupe d'huile d'olive

Poivre blanc ou poivre de cayenne

1 kg d'asperges, coupées

2 cuillères à café d'huile d'olive

1. Préchauffer le four à 400°F. Placer les poitrines de poulet dans un plat de cuisson rectangulaire de 3 pintes; complété avec des champignons et des poireaux. Verser le bouillon d'os de poulet et le vin sur le poulet et les légumes. Saupoudrer le tout de thym et saupoudrer de poivre noir. Couvrir la plaque avec du papier d'aluminium.

2. Cuire au four de 35 à 40 minutes ou jusqu'à ce qu'un thermomètre inséré dans le gril indique 170 °F. Retirer et jeter les brins de thym. Si désiré, ajouter un peu de vinaigre au liquide de braisage avant de servir.

2. Pendant ce temps, dans une grande casserole d'eau bouillante, couvrir, cuire le chou-fleur et l'ail environ 10 minutes ou jusqu'à ce qu'ils soient très tendres. Égoutter le chou-fleur et l'ail en réservant 2 cuillères à soupe du liquide de cuisson. Placer le chou-fleur et le liquide de cuisson dans un robot culinaire ou un grand bol. Purée* ou purée de pommes de terre ; mélanger avec 2 cuillères à soupe d'huile d'olive et ajouter au poivre blanc. Réserver au chaud jusqu'au moment de servir.

3. Étalez les asperges en une couche sur la plaque à pâtisserie. Versez 2 cuillères à café d'huile d'olive sur le dessus et mélangez bien. Saupoudrer de poivre noir sur le dessus. Cuire au four à 400 °F pendant environ 8 minutes ou jusqu'à ce qu'ils soient croustillants, en remuant une fois.

4. Divisez le chou-fleur haché en six portions. Mettre le poulet, les champignons et les poireaux dessus. Arroser d'un peu de liquide à braiser; servi avec des asperges grillées.

*Remarque : Lorsque vous utilisez un robot culinaire, veillez à ne pas mélanger ou le chou-fleur sera trop mince.

SOUPE DE POULET THAÏ

PRÉPARATION : 30 minutes Congélation : 20 minutes Cuisson : 50 minutes Préparation : 4-6 portions

LE TAMARIN EST UN FRUIT AU GOÛT ACIDULÉ UTILISÉ DANS LA CUISINE INDIENNE, THAÏLANDAISE ET MEXICAINE. DE NOMBREUSES POUDRES DE TAMARIN PRÉPARÉES DANS LE COMMERCE CONTIENNENT DU SUCRE - ASSUREZ-VOUS D'ACHETER LA VARIÉTÉ SANS SUCRE. LES FEUILLES DE COMBAVA SONT DISPONIBLES FRAÎCHES, CONGELÉES ET SÉCHÉES SUR LA PLUPART DES MARCHÉS ASIATIQUES. SI VOUS NE LES TROUVEZ PAS, REMPLACEZ LES FEUILLES DE CETTE RECETTE PAR 1½ CUILLÈRES À CAFÉ DE ZESTE DE CITRON HACHÉ.

- 2 brins de citronnelle, parés
- 2 cuillères à soupe d'huile de noix de coco non raffinée
- ½ tasse d'oignon émincé
- 3 grosses gousses d'ail, tranchées finement
- 8 tasses de bouillon d'os de poulet (voir recette) ou bouillon de poulet non salé
- ¼ tasse de poudre de tamarin non sucré (comme la marque Tamicon)
- 2 cuillères à soupe de flocons de nori
- 3 piments frais tranchés finement avec les graines intactes (voir conseils)
- 3 feuilles de lime kaffir
- 1 morceau de gingembre de 3 pouces, tranché finement
- 4 demi-poitrines de poulet désossées de 6 onces
- 1 boîte de 14,5 onces de tomates en dés, non salées, non salées, égouttées
- 6 onces d'asperges minces, parées et tranchées finement en diagonale en morceaux d'un pouce
- ½ tasse de feuilles de basilic thaï tassées (voir Note)

1. A l'aide du dos d'un couteau, hachez la tige de citronnelle, pressez-la bien. Hacher les tiges meurtries.

2. Faites chauffer l'huile de noix de coco dans un faitout à feu moyen. Ajouter la citronnelle et l'oignon; Cuire 8 à 10 minutes en remuant souvent. Ajouter l'ail; Cuire et remuer pendant 2-3 minutes ou jusqu'à ce qu'il soit parfumé.

3. Ajouter le bouillon d'os de poulet, la poudre de tamarin, les algues hachées, les piments, les feuilles de citron vert et le gingembre. Bouilloire; hypothermie. Couvrir et cuire à feu doux pendant 40 minutes.

4. Entre-temps, congeler le poulet pendant 20 à 30 minutes ou jusqu'à ce qu'il soit ferme. Couper le poulet en fines tranches.

5. Filtrer la soupe à travers un tamis fin dans une grande casserole, en appuyant sur le dos d'une grande cuillère pour séparer les saveurs. Retirez les solides. Laissez bouillir la soupe. Mélanger le poulet, les tomates séchées, les asperges et le basilic. Hypothermie; Cuire à couvert pendant 2-3 minutes ou jusqu'à ce que le poulet soit cuit. Sers immédiatement.

POULET GRILLÉ AU BASILIC CITRONNÉ ET SALADE

PRÉPARATION:15 minutes Cuisson : 55 minutes Repos : 5 minutes Préparation : 4 portions

TRANCHES DE CITRON ET FEUILLES DE SAUGEMETTEZ LE POULET SOUS LA PEAU, ASSAISONNEZ-LE PENDANT LA CUISSON ET CRÉEZ UN MOTIF ACCROCHEUR SOUS LA CROÛTE CROUSTILLANTE ET OPAQUE LORSQU'IL EST RETIRÉ DU FOUR.

- 4 demi-poitrines de poulet désossées (avec la peau)
- 1 citron, tranché très finement
- 4 grandes feuilles de sauge
- 2 cuillères à café d'huile d'olive
- 2 cuillères à café d'épices méditerranéennes (voir recette)
- ½ cuillère à café de poivre noir
- 2 cuillères à soupe d'huile d'olive extra vierge
- 2 échalotes, tranchées
- 2 gousses d'ail, hachées
- 4 terminaux, divisés verticalement

1. Préchauffer le four à 400°F. Détachez délicatement la peau avec un couteau d'office sur les deux poitrines et laissez-la coller de l'autre côté. Placer 2 tranches de citron et 1 feuille de sauge sur chaque poitrine. Remettez doucement la peau en place et fixez-la avec une légère pression.

2. Mettez le poulet dans une casserole peu profonde. Badigeonner le poulet de 2 cuillères à thé d'huile d'olive; Saupoudrer d'assaisonnement méditerranéen et ¼ de cuillère à café de poivre. Cuire à découvert pendant environ 55 minutes, ou jusqu'à ce que la peau soit dorée et croustillante et qu'un thermomètre indique 170 ° F.

Laissez le kanal reposer pendant 10 minutes avant de servir.

3. Pendant ce temps, faites chauffer 2 cuillères à soupe d'huile d'olive dans une grande casserole à feu moyen. Ajouter la ciboulette; Cuire environ 2 minutes ou jusqu'à ce qu'il soit translucide. Saupoudrer de coriandre avec le ¼ de cuillère à café de poivre restant. Ajouter l'ail dans la poêle. Mettez les légumes dans la poêle, coupez les bords. Cuire au four environ 5 minutes ou jusqu'à ce qu'ils soient dorés. Coupez soigneusement la pointe; Cuire encore 2-3 minutes ou jusqu'à ce qu'il soit cuit. Servi avec du poulet.

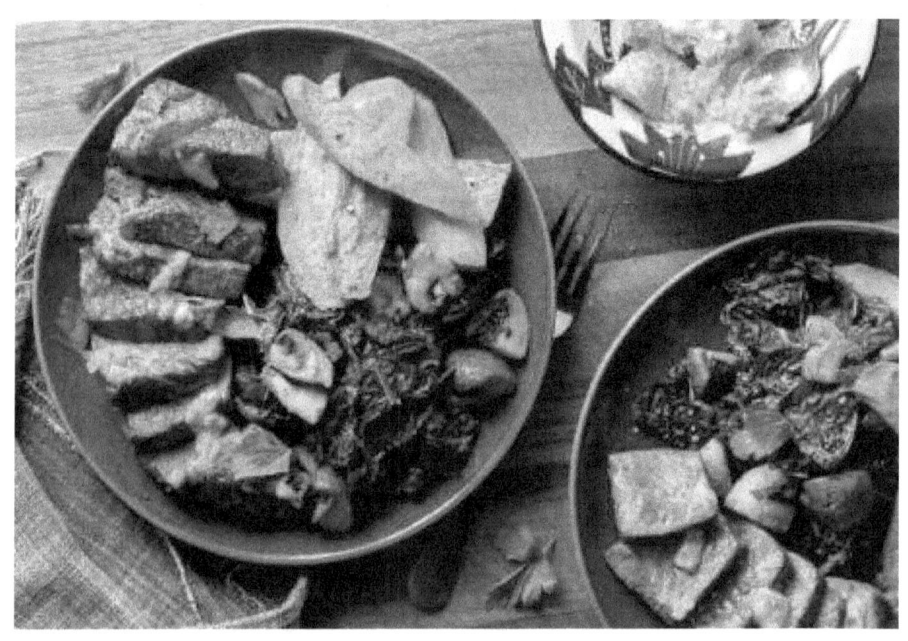

POULET AUX OIGNONS, CRESSON ET RADIS

PRÉPARATION:Temps de préparation 20 minutes : Temps de préparation 8 minutes : 30 minutes Préparation : 4 portions

BIEN QUE LES RADIS BOUILLIS PUISSENT SEMBLER ÉTRANGES,ILS SONT FRAÎCHEMENT CUITS ICI, JUSTE ASSEZ POUR ADOUCIR ET ADOUCIR UN PEU LE POIVRE.

- 3 cuillères à soupe d'huile d'olive
- 4 demi-poitrines de poulet désossées de 10 à 12 oz (avec la peau)
- 1 cuillère à soupe d'épices au citron (voir recette)
- ¾ tasse d'oignon haché
- 6 radis tranchés finement
- ¼ cuillère à café de poivre noir
- ½ tasse de vermouth blanc sec ou de vin blanc sec
- ⅓ tasse de noix de cajou (voir recette)
- 1 botte de cresson, racines coupées, hachées
- 1 cuillère à soupe d'aneth frais haché

1. Préchauffer le four à 350°F. Faire chauffer l'huile d'olive dans une grande poêle à feu moyen. Séchez le poulet avec une serviette en papier. Cuire le poulet côté peau pendant 4 à 5 minutes ou jusqu'à ce que la peau soit dorée et croustillante. Retourner le poulet; Cuire au four environ 4 minutes ou jusqu'à ce qu'ils soient dorés. Déposer le poulet côté peau vers le bas dans un plat allant au four peu profond. Saupoudrer l'assaisonnement au citron sur le poulet. Cuire au four environ 30 minutes ou jusqu'à ce qu'un thermomètre inséré dans le gril indique 170 °F.

2. Pendant ce temps, versez tous les ingrédients égouttés dans la casserole, sauf 1 cuillère à soupe ; chauffer la poêle.

Ajouter l'oignon et le radis; Cuire environ 3 minutes ou jusqu'à ce que l'ail soit flétri. Saupoudrer de poivre dessus. Ajouter le vermouth, remuer pour enlever les morceaux bruns. Bouilloire; Cuire jusqu'à ce qu'il soit réduit et légèrement épaissi. Incorporer les noix de cajou; Furoncles. Retirer la casserole du poêle ; Ajouter le cresson et l'aneth, en remuant doucement jusqu'à ce que le cresson ramollisse. Incorporer le bouillon de poulet qui s'est accumulé dans le plat de cuisson.

3. Répartir le mélange d'ail dans quatre assiettes; sans poulet.

POULET TIKKA MASALA

PRÉPARATION : 30 minutes Marinade : 4-6 heures Préparation : 15 minutes Cuisson : 8 minutes Donne : 4 portions

IL EST INSPIRÉ D'UN PLAT INDIEN TRÈS POPULAIRE N'A PEUT-ÊTRE PAS ÉTÉ CRÉÉ EN INDE MAIS DANS UN RESTAURANT INDIEN EN GRANDE-BRETAGNE. LE POULET TIKKA MASALA TRADITIONNEL DEMANDE DU POULET MARINÉ DANS DU YOGOURT, PUIS RECOUVERT DE CRÈME DANS UNE SAUCE TOMATE ÉPICÉE. SANS DILUER LE GOÛT DE LA SAUCE AVEC DU LAIT, CETTE VERSION A UN GOÛT PARTICULIÈREMENT NET. SERVI AVEC DES NOUILLES DE COURGETTES CROUSTILLANTES AU LIEU DE RIZ.

- 1½ kg de cuisses de poulet ou de poitrines de poulet désossées et sans peau
- ¾ tasse de lait de coco naturel (comme Nature's Way)
- 6 gousses d'ail, hachées
- 1 cuillère à soupe de gingembre frais râpé
- 1 cuillère à café de coriandre
- 1 cuillère à café de piment en poudre
- 1 cuillère à café d'aneth
- ¼ cuillère à café de cardamome
- 4 cuillères à soupe d'huile de noix de coco raffinée
- 1 tasse de carotte râpée
- 1 céleri finement tranché
- ½ tasse d'oignon haché
- 2 piments jalapeño ou serrano, épépinés (facultatif) et hachés (voir conseils)
- 1 boîte de 14,5 onces de tomates en dés, non salées, non salées, égouttées
- 1 sauce tomate sans sel ajouté de 8 onces
- 1 cuillère à café de garam masala non salé
- 3 courgettes moyennes
- ½ cuillère à café de poivre noir
- Feuilles de coriandre fraîche

1. Si vous utilisez des cuisses de poulet, coupez chaque cuisse en trois parties. Si vous utilisez des moitiés de poitrine de poulet, coupez chaque moitié de poitrine en morceaux de 2 pouces et coupez les parties épaisses en deux horizontalement pour les rendre plus minces. Placer le poulet dans un grand sac de plastique refermable; mettre de côté. Pour la marinade, mélanger ½ tasse de lait de coco, ail, gingembre, coriandre, paprika, cumin et cardamome dans un petit bol. Verser la marinade sur le poulet dans le sac. Fermez le sac et retournez le poulet pour l'enrober. Placer le sac dans un bol moyen; Laisser mariner au réfrigérateur pendant 4 à 6 heures en retournant le sac de temps en temps.

2. Faites chauffer le poulet. Faites chauffer 2 cuillères à soupe d'huile de noix de coco dans une grande casserole à feu moyen. Ajouter les carottes, le céleri et les oignons; cuire de 6 à 8 minutes ou jusqu'à ce que les légumes soient tendres, en remuant de temps à autre. Ajouter les jalapeños; Cuire et remuer encore 1 minute. Ajouter les tomates séchées et le ketchup. Bouilloire; hypothermie. Laisser mijoter environ 5 minutes ou jusqu'à ce que la sauce épaississe légèrement.

3. Égoutter le poulet, retirer la marinade. Disposez les morceaux de poulet en une seule couche sur la grille non chauffée de la lèchefrite. Cuire au four à 5 à 6 pouces du feu pendant 8 à 10 minutes ou jusqu'à ce que le poulet ne soit plus rose et se retourne à mi-cuisson. Ajouter les morceaux de poulet cuits et le ¼ de tasse de lait de coco restant au mélange de tomates dans la poêle. Cuire pendant 1 à 2 minutes ou jusqu'à ce que le tout soit bien

chaud. évacuation de la chaleur ; incorporer le garam masala.

4. Coupez les extrémités des courgettes. Couper les courgettes en longues lanières fines à l'aide d'un coupe-julienne. Dans une très grande casserole, chauffer les 2 cuillères à soupe d'huile de noix de coco restantes à feu moyen. Ajouter les lanières de courgettes et le poivre noir. Cuire et remuer pendant 2 à 3 minutes ou jusqu'à ce que la courge soit à peine tendre.

5. Répartir les courgettes dans quatre assiettes de service. Couvrir du mélange de poulet. Décorer de feuilles de coriandre.

CUISSES DE POULET RAS EL HANOUT

PREPARATION:20 minutes cuisson : 40 minutes Préparation : 4 portions

RAS EL HANOUT EST TRES COMPLEXEET UN MELANGE EXOTIQUE D'EPICES MAROCAINES. L'EXPRESSION SIGNIFIE "COMMERÇANT" EN ARABE, CE QUI SIGNIFIE QU'IL S'AGIT D'UN MELANGE UNIQUE DES MEILLEURES EPICES QU'UN FOURNISSEUR D'EPICES A A OFFRIR. IL N'Y A PAS DE RECETTE FIXE POUR LE RAS EL HANOUT, MAIS IL COMPREND GENERALEMENT DU GINGEMBRE, DE L'ANIS, DE LA CANNELLE, DE LA MUSCADE, DU POIVRE, DES CLOUS DE GIROFLE, DE LA CARDAMOME, DES FLEURS SECHEES COMME LA LAVANDE ET LA ROSE, DE LA NIGELLE ET DE LA MUSCADE, DU GALANGA ET DU CURCUMA.

- 1 cuillère à soupe de graines de fenouil
- 2 cuillères à café de gingembre moulu
- 1½ cuillères à café de poivre noir
- 1½ cuillères à café de cannelle en poudre
- 1 cuillère à café de coriandre
- 1 cuillère à café de poivre de Cayenne
- 1 cuillère à café de poivre moulu
- ½ cuillère à café de clous de girofle
- ¼ cuillère à café de noix de muscade
- 1 cuillère à café de fil de safran (facultatif)
- 4 cuillères à soupe d'huile de noix de coco non raffinée
- 8 cuisses de poulet désossées
- 1 paquet de 8 onces de champignons frais, tranchés
- 1 tasse d'oignon haché
- 1 tasse de poivrons rouges, jaunes ou verts hachés (1 gros)
- 4 tomates Roma, épépinées et hachées
- 4 gousses d'ail, hachées

2 boîtes de 13,5 oz de lait de coco naturel (comme Nature's Way)

3-4 cuillères à soupe de jus de citron frais

¼ tasse de coriandre fraîche hachée

1. Préparez le ras el hanout en mélangeant le cumin, le gingembre, le poivre noir, la cannelle, la coriandre, le poivre de Cayenne, le piment de la Jamaïque, les clous de girofle, la muscade et le safran dans une casserole moyenne ou un petit bol. Bien broyer avec un pilon ou une cuillère. Le bord.

2. Faites chauffer 2 cuillères à soupe d'huile de noix de coco dans une grande casserole à feu moyen. Arroser les cuisses de poulet avec 1 cuillère à soupe de ras el hanout. Ajouter le poulet à la poêle; Cuire pendant 5 à 6 minutes ou jusqu'à ce qu'ils soient dorés, en retournant à mi-cuisson. Retirer le poulet de la poêle; Garder au chaud.

3. Dans la même poêle, chauffer les 2 cuillères à soupe d'huile de noix de coco restantes à feu moyen. Ajouter les champignons, les oignons, les poivrons, les tomates et l'ail. Cuire et remuer environ 5 minutes ou jusqu'à ce que les légumes soient cuits. Mélangez le lait de coco, le jus de citron vert et 1 cuillère à soupe de ras el hanout. Remettre le poulet dans la poêle. Bouilloire; hypothermie. Laisser mijoter environ 30 minutes ou jusqu'à ce que le poulet soit bien cuit (175 °F).

4. Placer le poulet, les légumes et la sauce dans des bols. Garnir de coriandre.

Note. Conservez les restes de Ras el Hanout dans un récipient hermétique jusqu'à 1 mois.

CUISSES DE POULET ADOBO AVEC GLOIRE DU MATIN BRAISEE AUX CARAMBOLES

PREPARATION:40 minutes Marinage : 4-8 heures Cuisson : 45 minutes Donne : 4 portions

SECHEZ LE POULET SI NECESSAIREAVANT DE DORER AVEC UNE SERVIETTE EN PAPIER APRES AVOIR LAISSE LA MARINADE. LE LIQUIDE LAISSE SUR LA VIANDE ECLABOUSSE L'HUILE CHAUDE.

- 8 cuisses de poulet désossées (1½ à 2 livres), sans peau
- ¾ tasse de vinaigre blanc ou de cidre
- ¾ tasse de jus d'orange frais
- ½ tasse d'eau
- ¼ tasse d'oignon haché
- ¼ tasse de coriandre fraîche hachée
- 4 gousses d'ail, hachées
- ½ cuillère à café de poivre noir
- 1 cuillère à soupe d'huile d'olive
- 1 carambole (carambole), tranchée
- 1 tasse de bouillon de poulet (voir recette) ou bouillon de poulet non salé
- 2 paquets de 9 onces de feuilles d'épinards frais
- Feuilles de coriandre fraîche (facultatif)

1. Placer le poulet dans un faitout en acier inoxydable ou en émail ; mettre de côté. Dans un bol moyen, mélanger le vinaigre, le jus d'orange, l'eau, l'oignon, ¼ tasse de coriandre, l'ail et le poivre concassé; verser sur le poulet. Couvrir et laisser refroidir au réfrigérateur pendant 4 à 8 heures.

2. Chauffer le mélange de poulet dans un faitout à feu moyen jusqu'à ébullition; hypothermie. Couvrir et laisser mijoter de 35 à 40 minutes ou jusqu'à ce que le poulet ne soit plus rose (175 °F).

3. Faire chauffer l'huile dans une très grande casserole à feu moyen. Retirer le poulet du four hollandais avec des pinces, secouer doucement pour libérer le liquide de cuisson. Conservez les liquides de cuisson. Griller le poulet de tous les côtés, en le retournant fréquemment, jusqu'à ce qu'il soit doré.

4. Pendant ce temps, filtrez le liquide de cuisson de la sauce ; retour au four hollandais. Furoncles. Cuire environ 4 minutes pour réduire et épaissir légèrement; ajouter les caramboles; cuire 1 minute de plus. Remettre le poulet dans la sauce au four hollandais. évacuation de la chaleur ; couvrir pour garder au chaud.

5. Essuyez la casserole. Verser le bouillon d'os de poulet dans la poêle. Porter à ébullition à feu moyen; faire sauter les épinards. Hypothermie; Cuire, en remuant constamment, pendant 1 à 2 minutes ou jusqu'à ce que les épinards soient juste flétris. Mettre les épinards dans une assiette. Garnir de poulet et de sauce. Si désiré, saupoudrer de feuilles de coriandre.

TACOS AU POULET POBLANO AVEC MAYONNAISE CHIPOTLE

PRÉPARATION:25 minutes Cuisson : 40 minutes Préparation : 4 portions

SERVEZ CES GÂTEAUX DU TÊT DÉSORDONNÉS MAIS DÉLICIEUXA L'AIDE D'UNE FOURCHETTE, PRÉLEVEZ LA GARNITURE QUI TOMBE DES FEUILLES DE CHOU EN MANGEANT.

- 1 cuillère à soupe d'huile d'olive
- 2 piments poblano, épépinés (facultatif) et hachés finement (voir<u>conseils</u>)
- ½ tasse d'oignon haché
- 3 gousses d'ail, hachées
- 1 cuillère à soupe de piment en poudre non salé
- 2 cuillères à café de graines de cumin
- ½ cuillère à café de poivre noir
- 1 sauce tomate sans sel ajouté de 8 onces
- ¾ tasse de bouillon d'os de poulet (voir<u>recette</u>) ou bouillon de poulet non salé
- 1 cuillère à café d'origan mexicain séché, haché
- 1-1½ kg de cuisses de poulet sans peau et désossées
- 10-12 feuilles de chou moyennes ou grandes
- Chipotle Paleo Mayo (voir<u>recette</u>)

1. Préchauffer le four à 350°F. Chauffer l'huile dans une grande poêle résistante à la chaleur à feu moyen. Ajouter le piment poblano, l'oignon et l'ail; Porter à ébullition et remuer pendant 2 minutes. Mélanger la poudre de chili, le cumin et le poivre noir; Cuire et remuer pendant 1 minute de plus (réduire le feu si nécessaire pour éviter que les épices ne brûlent).

2. Ajouter le ketchup, le bouillon d'os de poulet et l'origan dans la poêle. Furoncles. Placer délicatement les cuisses de poulet dans le mélange de tomates. Couvrir la

casserole. Cuire au four environ 40 minutes ou jusqu'à ce que le poulet soit bien cuit (175 °F), en retournant le poulet à mi-cuisson.

3. Retirez le poulet de la poêle; laisser refroidir légèrement. Déchirer le poulet en bouchées avec deux fourchettes. Dans une casserole, mélanger le poulet haché avec le mélange de tomates.

4. Rentrez le mélange de poulet dans les feuilles de chou pour en profiter; garni de Chipotle Paleo Mayo.

RAGOÛT DE POULET AUX BOK CHOYS ET AUX CAROTTES

PRÉPARATION:15 minutes de cuisson : 24 minutes de repos : 2 minutes Préparation : 4 portions

LE PETIT CHOU EST TRÈS DÉLICATET A MÛRI TROP VITE. POUR LE GARDER CROUSTILLANT ET FRAIS - PAS FLÉTRI ET DÉTREMPÉ - ASSUREZ-VOUS QU'IL EST CUIT À LA VAPEUR DANS UNE MARMITE FERMÉE (NON CHAUFFÉE) PENDANT PAS PLUS DE 2 MINUTES AVANT DE SERVIR.

- 2 cuillères à soupe d'huile d'olive
- 1 poireau, tranché (parties blanches et vert clair)
- 4 tasses de bouillon de poulet (voir recette) ou bouillon de poulet non salé
- 1 verre de vin blanc sec
- 1 cuillère à soupe de moutarde de Dijon (voir recette)
- ½ cuillère à café de poivre noir
- 1 brin de thym frais
- 1¼ livres de cuisses de poulet désossées et sans peau, coupées en morceaux de 1 pouce
- 8 onces de carottes, pelées, coupées et coupées en deux dans le sens de la longueur, ou 2 carottes moyennes, tranchées
- 2 cuillères à café de zeste de citron haché (séparément)
- 1 cuillère à café de jus de citron frais
- Petit chou à 2 têtes
- ½ cuillère à café de thym frais haché

1. Faites chauffer 1 cuillère à soupe d'huile d'olive dans une grande casserole à feu moyen. Faire frire les poireaux dans l'huile chaude pendant 3-4 minutes ou jusqu'à ce qu'ils soient secs. Ajouter le bouillon d'os de poulet, le vin, la moutarde de Dijon, ¼ de cuillère à café de poivre et une branche de thym. Bouilloire; hypothermie. Cuire au four

de 10 à 12 minutes ou jusqu'à ce que le liquide ait réduit d'environ un tiers. Jetez les brins de thym.

2. Pendant ce temps, faites chauffer la cuillère à soupe d'huile d'olive restante dans un faitout à feu moyen. Saupoudrer le poulet du ¼ de cuillère à café de poivre restant. Frire dans l'huile chaude pendant environ 3 minutes ou jusqu'à ce qu'elles soient dorées, en remuant de temps en temps. Retirez la graisse si nécessaire. Ajouter délicatement le bouillon réduit dans la marmite en grattant les parties brunes. ajouter les carottes. Bouilloire; hypothermie. Laisser mijoter de 8 à 10 minutes ou jusqu'à ce que les carottes soient cuites. Mélanger le jus de citron. Couper le bok choy en deux dans le sens de la longueur. (Si les têtes de bok choy sont grosses, coupez-les en quartiers.) Placez le bok choy sur le poulet dans la casserole. Couvrir et retirer du feu; laisser reposer 2 minutes.

3. Versez le ragoût dans un bol peu profond. Saupoudrer de zeste de citron et de thym sur le dessus.

ROULEAU DE SALADE DE POULET AVEC SAUCE AUX NOIX DE CAJOU ET POUDRE DE CHILI

DU DEBUT A LA FIN:45 minutes de préparation : 4 à 6 portions

VOUS TROUVEREZ DEUX TYPESHUILE DE NOIX DE COCO SUR L'ETAGERE - RAFFINEE ET SUPER VIERGE OU NON RAFFINEE. COMME SON NOM L'INDIQUE, L'HUILE DE NOIX DE COCO VIERGE EST UNE HUILE DE NOIX DE COCO FRAICHE ET VIERGE QUI A D'ABORD ETE PRESSEE. C'EST TOUJOURS UN MEILLEUR CHOIX SI VOUS CUISINEZ A FEU MOYEN A MOYEN-VIF. L'HUILE DE NOIX DE COCO RAFFINEE A UN POINT DE FUMEE PLUS ELEVE, ELLE NE DOIT DONC ETRE UTILISEE QUE LORS DE LA CUISSON A HAUTE TEMPERATURE.

- 1 cuillère à soupe d'huile de noix de coco raffinée
- 1½ à 2 livres de cuisses de poulet désossées et sans peau, coupées en bouchées
- 3 poivrons rouges, oranges et/ou jaunes, équeutés, épépinés et finement hachés en lanières de la taille d'une bouchée
- 1 oignon rouge, coupé en deux sur la longueur et tranché finement
- 1 cuillère à café de zeste d'orange haché (séparément)
- ½ tasse de jus d'orange frais
- 1 cuillère à soupe de gingembre frais haché
- 3 gousses d'ail, hachées
- 1 tasse de noix de cajou crues non salées, grillées et hachées (voir<u>conseils</u>)
- ½ tasse d'oignons verts hachés (4)
- 8-10 feuilles d'avocat ou de laitue

1. Faites chauffer l'huile de noix de coco dans une grande casserole ou une poêle à feu vif. Ajouter le poulet; Porter à ébullition et remuer pendant 2 minutes. Ajouter le paprika et l'oignon; Cuire et remuer pendant 2-3 minutes

ou jusqu'à ce que les légumes commencent à ramollir. Retirer le poulet et les légumes de la poêle; Garder au chaud.

2. Essuyez la poêle avec une serviette en papier. Ajouter le jus d'orange dans la poêle. Cuire environ 3 minutes ou jusqu'à ce que l'eau bout et réduise légèrement. Ajouter le gingembre et l'ail. Porter à ébullition et remuer pendant 1 minute. Remettre le poulet et le mélange de poivrons dans la poêle. Mélanger les écorces d'orange, les noix de cajou et les oignons. Servi dans une poêle avec des feuilles de salade.

POULET VIETNAMIEN A LA NOIX DE COCO ET A LA CITRONNELLE

DU DEBUT A LA FIN:Préparation : 4 portions en 30 minutes

CE CURRY RAPIDE A LA NOIX DE COCOIL PEUT ETRE SUR LA TABLE 30 MINUTES APRES AVOIR ETE HACHE, CE QUI EN FAIT LE REPAS PARFAIT POUR UNE SEMAINE BIEN REMPLIE.

- 1 cuillère à soupe d'huile de noix de coco non raffinée
- 4 tiges de citronnelle (portion légère seulement)
- 1 paquet de 3,2 oz de pleurotes, emballés
- 1 gros oignon, tranché finement, séparé
- 1 jalapeño frais, épépiné et haché (voir conseils)
- 2 cuillères à soupe de gingembre frais moulu
- 3 gousses d'ail, hachées
- 1½ kg de cuisses de poulet désossées, tranchées finement et coupées au goût
- ½ tasse de lait de coco naturel (comme Nature's Way)
- ½ tasse de bouillon d'os de poulet (voir recette) ou bouillon de poulet non salé
- 1 cuillère à soupe de curry rouge en poudre non salé
- ½ cuillère à café de poivre noir
- ½ tasse de feuilles de basilic frais hachées
- 2 cuillères à soupe de jus de citron frais
- Noix de coco râpée non sucrée (facultatif)

1. Faites chauffer l'huile de noix de coco dans une très grande casserole à feu moyen. Ajouter la citronnelle; Cuire et remuer pendant 1 minute. Ajouter les champignons, l'oignon, le jalapeño, le gingembre et l'ail; Cuire et remuer pendant 2 minutes ou jusqu'à ce que l'oignon soit tendre. Ajouter le poulet; Cuire environ 3 minutes ou jusqu'à ce que le poulet soit bien cuit.

2. Mélanger le lait de coco, le bouillon d'os de poulet, la poudre de curry et le poivre noir dans un petit bol. Ajouter le poulet à la poêle; Cuire 1 minute ou jusqu'à ce que le liquide ait légèrement épaissi. évacuation de la chaleur ; Incorporer le basilic frais et le jus de lime. Si désiré, saupoudrer les portions de noix de coco.

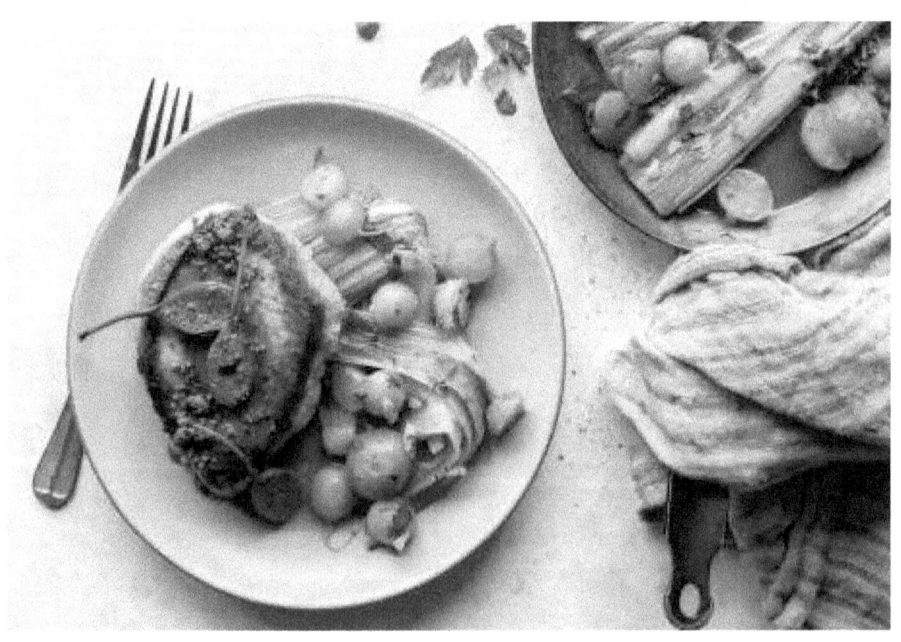

POULET GRILLÉ ET SALADE DE POMMES

PRÉPARATION:30 minutes Cuisson : 12 minutes Préparation : 4 portions

SI VOUS VOULEZ UNE POMME PLUS SUCREE,ALLER AVEC DES JOUES DE MIEL. SI VOUS AIMEZ LA POMME AIGRE, UTILISEZ GRANNY SMITH OU ESSAYEZ UNE COMBINAISON DES DEUX POUR L'EQUILIBRE.

- 3 pommes Honeycrisp ou Granny Smith moyennes
- 4 cuillères à soupe d'huile d'olive extra vierge
- ½ tasse de ciboulette hachée
- 2 cuillères à soupe de persil frais haché
- 1 cuillère à soupe d'assaisonnement pour volaille
- 3-4 sorties, divisées en quartiers
- 1 kg de poitrine de poulet ou de dinde hachée
- ⅓ tasse de noisettes grillées hachées*
- ⅓ tasse de vinaigrette française classique (voir recette)

1. Coupez la pomme en deux et retirez le cœur. Pelez et hachez 1 pomme. Faites chauffer 1 cuillère à café d'huile d'olive à feu moyen-vif. Ajouter les pommes hachées et la ciboulette; cuire jusqu'à tendreté. Mélanger le persil et l'assaisonnement pour volaille. Laisser refroidir.

2. Pendant ce temps, retirez les trognons des deux pommes restantes et coupez-les en tranches. Badigeonner les bords coupés des tranches de pomme et la couche d'huile d'olive restante. Mélanger le mélange de poulet et de pommes refroidi dans un grand bol. Divisé en huit parties; Façonner chaque partie en un morceau de 2 pouces de diamètre.

3. Pour un gril au charbon de bois ou au gaz, placez les morceaux de poulet et les tranches de pomme directement sur la grille à feu moyen. Couvrir et cuire 10 minutes en retournant une fois à mi-cuisson. Ajouter la scarole, côté coupé vers le bas. Couvrir et cuire de 2 à 4 minutes ou jusqu'à ce que le charbon de bois soit légèrement carbonisé, que les pommes soient tendres et que les morceaux de poulet (165 °F) soient bien cuits.

4. Écrasez la doublure. Répartir la scarole dans quatre assiettes de service. Déposer dessus les morceaux de poulet, les tranches de pomme et les noisettes. Arroser de vinaigre français classique.

*Astuce : Préchauffer le four à 350 °F pour rôtir les noisettes. Répartir les noix en une seule couche dans un plat allant au four peu profond. Cuire au four de 8 à 10 minutes ou jusqu'à ce qu'ils soient légèrement dorés. Remuer une fois pour cuire uniformément. Refroidir légèrement les noix. Placer les noix chaudes sur un torchon propre; Frottez avec une serviette pour enlever la peau lâche.

SOUPE DE POULET TOSCANE AUX LANIÈRES DE CHOU

PRÉPARATION:15 minutes temps de cuisson : 20 minutes Donne : 4 à 6 portions

UNE CUILLERÉE DE SAUCE PESTO– VOTRE CHOIX DE BASILIC OU DE ROQUETTE FAIT RESSORTIR LE MEILLEUR DE CETTE SAVOUREUSE SOUPE NON SALÉE PARFUMÉE À LA VOLAILLE. POUR QUE LES LANIÈRES DE CHOU FRISÉ RESTENT AUSSI VERTES ET RICHES EN NUTRIMENTS QUE POSSIBLE, FAITES-LES CUIRE JUSQU'À CE QU'ELLES SOIENT FLÉTRIES.

- 1 kg de poulet haché
- 2 cuillères à soupe d'assaisonnement pour volaille non salé
- 1 cuillère à café de zeste de citron haché
- 1 cuillère à soupe d'huile d'olive
- 1 tasse d'oignon haché
- ½ tasse de carotte râpée
- 1 tasse de céleri haché
- 4 gousses d'ail, hachées
- 4 tasses de bouillon de poulet (voir recette) ou bouillon de poulet non salé
- 1 boîte de 14,5 oz de tomates rôties, non salées, non séchées
- 1 botte de chou Lacinato (Toscana), tige enlevée, coupée en lanières
- 2 cuillères à soupe de jus de citron frais
- 1 cuillère à café de thym frais haché
- Sauce basilic ou pesto (voir recette de cuisine)

1. Dans un bol moyen, mélanger le poulet haché, l'assaisonnement pour volaille et le zeste de citron. Mélanger.

2. Faites chauffer l'huile d'olive dans un faitout à feu moyen. Ajouter le poulet, l'oignon, la carotte et le mélange de céleri; cuire 5-8 minutes ou jusqu'à ce que le poulet ne

soit plus rosé, remuer avec une cuillère en bois pour détacher la viande, et ajouter les gousses d'ail à la dernière minute. Ajouter le bouillon d'os de poulet et les tomates. Bouilloire; hypothermie. Couvrir et cuire à feu doux pendant 15 minutes. Mélanger le chou, le jus de citron et le thym. Couvrir et laisser mijoter environ 5 minutes ou jusqu'à ce que le chou soit sec.

3. Pour servir, verser la soupe dans des bols et saupoudrer de basilic ou de pesto de roquette.

LARVES DE POULET

PREPARATION:Cuire 15 minutes : 8 minutes refroidir : 20 minutes Donne : 4 portions

CETTE VERSION DU CELEBRE PLAT THAÏLANDAISSERVIS SUR DES FEUILLES DE LAITUE, LE POULET HACHE ET LES LEGUMES SONT LEGERS ET SAVOUREUX, SANS LE SUCRE, LE SEL ET LA SAUCE DE POISSON (RICHE EN SODIUM) QUI FIGURENT GENERALEMENT SUR LA LISTE DES INGREDIENTS. L'AIL, LE PIMENT THAÏ, LA CITRONNELLE, LE ZESTE DE CITRON, LE JUS DE CITRON VERT, LA MENTHE ET LA CORIANDRE SONT INCONTOURNABLES.

- 1 cuillère à soupe d'huile de noix de coco raffinée
- 2 kg de poulet haché (maigre à 95% ou poitrine hachée)
- 8 onces de champignons de Paris, hachés
- 1 tasse d'oignon rouge haché
- 1-2 piments thaïlandais, épépinés et hachés finement (voir<u>conseils</u>)
- 2 cuillères à soupe d'ail haché
- 2 cuillères à soupe de citronnelle finement hachée*
- ¼ cuillère à café de clous de girofle moulus
- ¼ cuillère à café de poivre noir
- 1 cuillère à soupe de zeste de citron haché
- ½ tasse de jus de citron frais
- ⅓ tasse de feuilles de menthe fraîche finement hachées
- ⅓ tasse de coriandre fraîche, hachée
- Couper 1 tête de laitue en feuilles

1. Faites chauffer l'huile de noix de coco dans une très grande casserole à feu moyen. Ajouter le poulet haché, les champignons, les oignons, les piments, l'ail, la citronnelle, les clous de girofle et le poivre noir. Cuire de 8 à 10 minutes ou jusqu'à ce que le poulet soit cuit. Remuer avec une cuillère en bois pour défaire la viande pendant la

cuisson. Tendre si nécessaire. Transférer le mélange de poulet dans un très grand bol. Laisser refroidir environ 20 minutes ou jusqu'à ce qu'il soit légèrement chaud à température ambiante, en remuant de temps en temps.

2. Mélanger le zeste de citron, le jus de citron vert, la menthe et la coriandre au mélange de poulet. Servir sur des feuilles de laitue.

*Astuce : Vous avez besoin d'un couteau bien aiguisé pour couper la citronnelle. Coupez les tiges ligneuses à la base et les feuilles vertes fortes au sommet. Retirez les deux couches extérieures dures. Vous devriez avoir un morceau de citronnelle d'environ 6 pouces de long et d'un blanc jaunâtre pâle. Coupez la tige en deux horizontalement, puis coupez à nouveau les deux côtés. Couper chaque tige en tranches très fines.

BURGER DE POULET SAUCE NOIX DE CAJOU SZECHWAN

PRÉPARATION:30 minutes de cuisson : 5 minutes de cuisson : 14 minutes Donne : 4 portions

HUILE DE PIMENT OBTENUE PAR CHAUFFAGEL'HUILE D'OLIVE AU PIMENT ROUGE BROYÉ PEUT ÉGALEMENT ÊTRE UTILISÉE D'AUTRES MANIÈRES. UTILISEZ-LE POUR RÔTIR DES LÉGUMES FRAIS OU ARROSEZ-LE D'HUILE DE PIMENT AVANT DE RÔTIR.

- 2 cuillères à soupe d'huile d'olive
- ¼ cuillère à café de piment rouge broyé
- 2 tasses de noix de cajou crues, grillées (voir conseils)
- ¼ tasse d'huile d'olive
- ½ tasse de courgettes hachées
- ¼ tasse de ciboulette hachée
- 2 gousses d'ail, hachées
- 2 cuillères à café de zeste de citron haché
- 2 cuillères à café de gingembre frais râpé
- 1 kg de poitrine de poulet ou de dinde hachée

SAUCE AUX NOIX DE CAJOU DU SICHUAN

- 1 cuillère à soupe d'huile d'olive
- 2 cuillères à soupe d'oignon haché
- 1 cuillère à soupe de gingembre frais râpé
- 1 cuillère à café de cinq épices chinoises en poudre
- 1 cuillère à café de jus de citron frais
- 4 feuilles vertes ou feuilles de salade d'avocat

1. Pour l'huile de chili, mélanger l'huile d'olive et le piment rouge broyé dans une petite casserole. Laisser mijoter 5 minutes. évacuation de la chaleur ; Laisser refroidir.

2. Pour le beurre de noix de cajou, placez les noix de cajou et 1 cuillère à soupe d'huile d'olive dans un mélangeur. Couvrir et mélanger jusqu'à consistance crémeuse, en raclant les côtés au besoin et en ajoutant 1 cuillère à soupe d'huile d'olive à la fois, jusqu'à ce que ¼ tasse soit utilisée et que le beurre soit très mou; mettre de côté.

3. Dans un grand bol, mélanger les courgettes, les échalotes, l'ail, le zeste de citron et 2 cuillères à café de gingembre. Ajouter le poulet haché; Mélanger. Façonner le mélange de poulet en quatre galettes de ½ pouce d'épaisseur.

4. Pour un gril à charbon ou à gaz, placez le steak sur un gril graissé directement à feu moyen. Couvrir et cuire de 14 à 16 minutes ou jusqu'à ce qu'ils soient tendres (165 °F), en les retournant à mi-cuisson.

5. Pendant ce temps, pour la sauce, chauffer l'huile d'olive dans une petite casserole à feu moyen. Ajouter l'oignon vert et 1 cuillère à café de gingembre; Cuire à feu moyen pendant 2 minutes ou jusqu'à ce que les oignons soient tendres. Ajoutez ½ tasse de beurre de cajou (le beurre de cajou se conserve au réfrigérateur jusqu'à 1 semaine), l'huile de piment, le jus de citron et la poudre de cinq épices. Cuire encore 2 minutes. Evacuation de la chaleur.

6. Servir les boulettes de viande avec des feuilles de salade. Verser dessus la sauce.

DINDE EMBALLEE

PREPARATION: 25 minutes repos : 15 minutes cuisson : 8 minutes Préparation : 4-6 portions

"BAHARAT" SIGNIFIE SIMPLEMENT "EPICE" EN ARABE. ÉPICE POPULAIRE DANS LA CUISINE DU MOYEN-ORIENT, ELLE EST SOUVENT UTILISEE POUR FROTTER LE POISSON, LA VOLAILLE ET LA VIANDE, OU MELANGEE A DE L'HUILE D'OLIVE ET UTILISEE COMME MARINADE DE LEGUMES. UNE COMBINAISON D'EPICES DOUCES CHAUDES TELLES QUE LA CANNELLE, LE CUMIN, LA CORIANDRE, LES CLOUS DE GIROFLE ET LE PAPRIKA EN FONT UN AROME SIGNATURE. L'AJOUT DE MENTHE SECHEE AJOUTE UNE TOUCHE TURQUE.

⅓ tasse d'abricots secs sans soufre hachés

⅓ tasse de figues séchées hachées

1 cuillère à soupe d'huile de noix de coco non raffinée

1½ kg de blanc de poulet haché

3 tasses de poireaux hachés (parties blanches et vert clair seulement) (3)

⅔ poivron vert et/ou rouge moyen tranché finement

2 cuillères à soupe d'épices Baharat (voir recette, dessous)

2 gousses d'ail, hachées

1 tasse de tomates épépinées hachées (2 moyennes)

1 tasse de concombre en dés (½ moyen)

½ tasse de pistaches décortiquées, rôties non salées (voir conseils)

¼ tasse de menthe fraîche hachée

¼ tasse de persil frais haché

8-12 grandes feuilles d'avocat ou laitue Bibb

1. Placer les abricots et les figues dans un petit bol. Ajouter ⅔ tasse d'eau bouillante; laisser reposer 15 minutes. Égoutter en réservant ½ tasse de liquide.

2. Pendant ce temps, chauffer l'huile de noix de coco dans une grande casserole à feu moyen. Ajouter le poulet haché; Cuire 3 minutes en remuant avec une cuillère en bois pour défaire la viande pendant la cuisson. Ajouter les poireaux, le paprika, les épices baharati et l'ail; Cuire et remuer environ 3 minutes ou jusqu'à ce que le poulet soit bien cuit et que les poivrons soient tendres. Ajouter les abricots, les figues, le liquide réservé, les tomates et les concombres. Cuire et remuer environ 2 minutes ou jusqu'à ce que les tomates et les concombres commencent à s'écraser. Mélanger les pistaches, la menthe et le persil.

3. Servir le poulet et les légumes sur des feuilles de laitue.

Épices Baharat : Mettez 2 cuillères à soupe de glutamate monosodique dans un petit bol ; 1 cuillère à café de poivre noir; 2 cuillères à café de menthe sèche, finement moulue ; 2 cuillères à café d'aneth moulu; 2 cuillères à café de coriandre moulue; 2 cuillères à café de cannelle en poudre; 2 cuillères à café de clous de girofle moulus; 1 cuillère à café de noix de muscade; et 1 cuillère à café de cardamome. Conserver dans un récipient hermétique à température ambiante. Donne environ ½ tasse.

POULETS DE CORNOUAILLES ESPAGNOLS

PREPARATION:10 minutes Cuisson : 30 minutes Cuisson : 6 minutes Donne : 2 à 3 portions

CETTE RECETTE NE POURRAIT PAS ETRE PLUS SIMPLE- ET LES RESULTATS SONT ABSOLUMENT INCROYABLES. BEAUCOUP DE PAPRIKA FUME, D'AIL ET DE CITRON DONNENT A CES PETITS OISEAUX UNE GRANDE SAVEUR.

- 2 poules de Cornouailles de 1½ livre, décongelées si congelées
- 1 cuillère à soupe d'huile d'olive
- 6 gousses d'ail, hachées
- 2-3 cuillères à soupe de piment doux fumé
- ¼ de cuillère à café de poivre de Cayenne (facultatif)
- 2 citrons, en quartiers
- 2 cuillères à soupe de persil frais haché (facultatif)

1. Préchauffer le four à 375°F. Un coq de gibier peut être coupé en deux avec des ciseaux de cuisine ou un couteau bien aiguisé, en coupant à travers la colonne vertébrale étroite des deux côtés. Retournez la volaille et coupez le poulet en deux sur les sternums. Retirez l'arrière-train, enlevez la peau et la chair, en séparant les cuisses des poitrines. Gardez les ailes et la poitrine intactes. Frotter les morceaux de poulet de Cornouailles avec de l'huile d'olive. Saupoudrer l'ail haché sur le dessus.

2. Placer les morceaux de poulet, côté peau vers le haut, dans un très grand plat allant au four. Garnir de paprika fumé et de poivre de Cayenne. Pressez 1/4 de citron pour le poulet; Ajouter les quartiers de citron dans la poêle. Retourner les morceaux de poulet côté peau dans la poêle. Couvrir et cuire 30 minutes. Sortir la marmite du four.

3. Faites chauffer le poulet. Tournez les pièces avec des pinces. Ajustez la grille du four. Cuire 4 à 5 pouces au-dessus du feu pendant 6 à 8 minutes, jusqu'à ce que la peau soit dorée et que le poulet soit bien cuit (175 °F). Arroser du jus de cuisson. Saupoudrer de persil si désiré.

POULES DE CORNOUAILLES GRILLEES AUX PISTACHES AVEC ROQUETTE, ABRICOTS ET ANETH

PREPARATION:30 minutes Réfrigération : 2 à 12 heures Cuisson : 50 minutes Laisser reposer : 10 minutes Donne : 8 portions

PESTO DE PISTACHE TRANSFORMELE PERSIL, LE THYM, L'AIL, LE ZESTE D'ORANGE, LE JUS D'ORANGE ET L'HUILE D'OLIVE SONT AJOUTES A CHAQUE OISEAU AVANT LA MARINADE.

- 4 poules de Cornish 20-24 oz
- 3 tasses de pistaches crues
- 2 cuillères à soupe de persil italien haché (feuille plate)
- 1 cuillère à soupe de thym haché
- 1 grosse gousse d'ail, hachée
- 2 cuillères à café de zeste d'orange haché
- 2 cuillères à soupe de jus d'orange frais
- ¾ tasse d'huile d'olive
- 2 gros oignons, tranchés finement
- ½ tasse de jus d'orange frais
- 2 cuillères à soupe de jus de citron frais
- ¼ cuillère à café de poivre noir fraîchement moulu
- ¼ cuillère à café de moutarde sèche
- 2 paquets de roquette 5 oz
- 1 gros aneth, finement râpé
- 2 cuillères à soupe de feuilles d'aneth, hachées
- 4 abricots dénoyautés et tranchés finement

1. Nettoyez les chambres intérieures des poules de Cornouailles. Attachez les épingles avec de la ficelle de cuisine 100 % coton. Tirez les ailes sous le corps; mettre de côté.

2. Placer les pistaches, le persil, le thym, l'ail, le zeste d'orange et le jus d'orange dans un mélangeur ou un robot culinaire. Traiter jusqu'à ce qu'une pâte se forme. Avec le processeur en marche, ajoutez ¼ de tasse d'huile d'olive en un filet lent et régulier.

3. Ouvrez la peau de la poitrine de poulet avec vos doigts pour créer une poche. Répartir un quart du mélange pistache sous la peau. Répéter avec le reste du mélange de poulet et de pistaches. Étendre un oignon émincé au fond du plat; Placer la poitrine de poulet sur l'oignon. Couvrir et réfrigérer pendant 2 à 12 heures.

4. Préchauffer le four à 425°F. Rôtir les poulets pendant 30 à 35 minutes ou jusqu'à ce qu'un thermomètre à lecture instantanée inséré à l'intérieur de la cuisse indique 175 °F.

5. Entre-temps, dans un petit bol, mélanger le jus d'orange, le jus de lime, le poivre et la moutarde pour faire la vinaigrette. Mélanger. Ajouter lentement la ½ tasse d'huile d'olive restante en un filet régulier, en fouettant constamment.

6. Pour la salade, mélanger la roquette, le cumin, les feuilles de fenouil et les abricots dans un grand bol. Arrosé de sauce; bon tir. Réservez une cassette supplémentaire pour un autre usage.

7. Retirer le poulet du four; libérer la tente avec du papier d'aluminium et laisser reposer pendant 10 minutes. Pour servir, répartir la salade uniformément dans huit assiettes de service. Couper le poulet en deux dans le sens de la longueur; Déposer la moitié du poulet sur la salade. Sers immédiatement.

www.ingramcontent.com/pod-product-compliance
Lightning Source LLC
Chambersburg PA
CBHW070355120526
44590CB00014B/1142